Dʳ P. VAUTHEY

Ancien interne des hôpitaux de Lyon,

Médecin-consultant à Vichy.

Ressources thérapeutiques, Action et Indications

DE LA

CURE DE VICHY

Conduite générale du Traitement thermal

LYON

LIBRAIRIE ET IMPRIMERIE E. VITTE

18, rue de la Quarantaine, 18

1899

Ressources thérapeutiques, Action et Indications

DE LA

CURE DE VICHY

Dr P. VAUTHEY

Ancien interne des hôpitaux de Lyon,
Médecin-consultant à Vichy.

Ressources thérapeutiques, Action et Indications

DE LA

CURE DE VICHY

Conduite générale du Traitement thermal

LYON

LIBRAIRIE ET IMPRIMERIE E. VITTE

18, rue de la Quarantaine, 18

1899

Ressources thérapeutiques, Action et Indications

DE LA

CURE DE VICHY

Conduite générale du Traitement thermal

Par le Docteur P. VAUTHEY

Ancien interne des hôpitaux de Lyon, médecin-consultant à Vichy.

Nous avons rédigé ce travail dans le but de faire connaître aux médecins praticiens toutes les ressources, dont dispose la station de Vichy en vue d'une cure thermale. Nous pensons leur être utile en indiquant comment on peut comprendre l'action des eaux de Vichy, du moins avec les données actuelles, quelles affections sont améliorées ou guéries par elles, et, d'une façon générale, en quoi consiste le traitement hydro-minéral.

La cure de Vichy comprend deux sortes de moyens thérapeutiques généralement associés dans le traitement: d'une part l'ingestion des eaux, et, d'autre part, l'emploi externe de ces eaux et du principe gazeux qui se dégage abondamment à l'émergence des sources, l'acide carbonique. A coté de ces ressources thérapeutiques propres aux stations thermales, il en est diverses autres, utilisées d'ailleurs partout, en dehors de toute ville d'eaux, et qui, réunies à Vichy dans des installations complètes et très bien comprises, concourent aux résultats obtenus, en joignant leurs effets favorables à ceux du traitement hydro-minéral lui-même; ce sont l'hydrothérapie simple sous toutes ses formes, les bains de vapeur et d'air sec, avec ou sans substances médicamenteuses, les

douches-massages sous l'eau chaude, les bains sulfureux, l'électrothérapie, les massages et la gymnastique suédoise ; on parle
d'une installation prochaine de mécanothérapie.

Le plus ordinairement, l'ensemble de ces groupes de moyens est
mis en œuvre dans le traitement de Vichy. Cependant certains
malades, pour une raison ou pour une autre, ne font que boire les
eaux, alors que d'autres personnes y sont envoyées dans le but de
bénéficier plus spécialement de l'installation importante des ressources ordinairement considérées dans la station comme accessoires et adjuvantes, et de la pratique des personnes chargées de
leur application.

La cure de Vichy convient spécialement à un certain nombre de
maladies bien déterminées, pour lesquelles la station est formellement indiquée de l'avis général. Par contre, on y voit certaines
affections susceptibles d'être traitées par la cure hydrominérale,
qui, sans être spécialement indiquée donne quelques bons résultats ;
dans d'autres maladies au contraire, ces résultats ne sont qu'incertains et même douteux.

En raison du grand nombre et de la diversité des moyens
employés, l'action du traitement thermal de Vichy est assez complexe, d'autant plus que l'action propre des eaux minérales naturelles, que l'on ne connaît que par les effets qu'elle détermine,
n'est par elle-même pas simple. Elles constituent en effet un médicament à part, bien différent d'une simple solution de leurs éléments constituants, et doué de propriétés particulières inconnues,
état naissant ou autre. Néanmoins le mode d'action des eaux
minérales s'éclaircit par l'analyse des effets physiologiques et thérapeutiques de leurs principes dissous, certains de ces effets parais-
sant dépendre plus particulièrement du groupement de certains
éléments constituants, chacun de ceux-ci contribuant plus directement aux effets obtenus.

C'est pourquoi nous nous proposons, en étudiant toutes les ressources thérapeutiques que possède la station de Vichy, d'analyser
l'action et les effets des éléments de ses eaux et de ses eaux elles-
mêmes. Puis nous passerons en revue les maladies que l'on y soi-
gne, et les résultats obtenus. Enfin nous indiquerons rapidement
dans quelles conditions générales se fait le traitement hydro-
thermal.

Tout d'abord, et d'une façon générale, il faut tenir compte, dans
les résultats favorables obtenus par la cure, de certaines conditions indépendantes du traitement lui-même, telles que l'influence

du milieu, le changement de genre de vie, la distraction, la vie au grand air, les promenades, l'exercice, et surtout le repos, l'éloignement de toute préoccupation et de tout souci ; signalons aussi l'espoir de la guérison, et dans le plus grand nombre des cas le régime alimentaire et des boissons, auquel les malades se soumettent plus volontiers pour un temps qu'ils savent déterminé d'avance et en somme pas très prolongé. Ce sont là des facteurs qu'il ne faut pas dédaigner, sans toutefois en exagérer l'importance.

CHAPITRE PREMIER

I. – Agents médicamenteux des Eaux de Vichy.

Les eaux de Vichy sont le type des eaux bicarbonatées sodiques fortes. A côté du bicarbonate de soude, élément prédominant, elles renferment d'autres sels alcalins, bicarbonates de potasse, de magnésie, de chaux, chlorure de sodium, sulfate de soude, etc., en quantité beaucoup moindre. Quelques autres éléments dissous s'y ajoutent, dans des proportions minimes il est vrai, mais auxquels on doit attribuer des indications et des effets plus particuliers ; tels sont le soufre, l'arsenic, le fer, la lithine, le sulfate de chaux, etc. Enfin, facteur important, il existe une quantité abondante d'acide carbonique, dont une partie est en dissolution, et l'autre, à l'état libre, s'échappe des cheminées ascensionnelles, avec l'eau que ce gaz fait bouillonner.

Nous étudierons successivement l'emploi interne et externe des eaux et les actions des éléments constituants dans ces deux modes d'application.

A. — A L'INTÉRIEUR : EN BOISSON

a) Principe prédominant : médication sodique (surtout bicarbonate). — Ce sont des eaux alcal nes, où la soude domine de beaucoup ; elles doivent résumer, pou r la plus grande partie, toutes les applications de la médication alcaline en général, sodique en particulier.

Grâce à ces éléments, les eaux de Vichy, ingérées, ont d'abord une action locale, de contact, sur les premières portions du tube digestif, principalement l'estomac. On connaît l'action dissolvante des alcalins sur le mucus ; si celui-ci est trop abondant, l'enduit qu'il forme à la surface de la muqueuse est dilué et enlevé, la sécrétion chlorhydro-peptique, l'action du suc gastrique sur le bol alimentaire ne sont plus entravées. Les alcalins exercent également une sorte d'action topique sur la muqueuse elle-même, et la modifient favorablement dans les cas de catarrhe, de gastrite chronique.

Le bicarbonate de soude possède une action excitante sur la musculature gastrique; Mathieu l'a mise expérimentalement en évidence. Nothnagel et Bardeleben ont aussi observé sur une anse intestinale une contraction provoquée par le contact d'un cristal de soude. Les alcalins augmenteraient le tonus musculaire. Il est possible que de cette façon les eaux de Vichy soient utiles, dans l'atonie gastro-intestinale par exemple ; et, en effet, Richet, Hayem ont constaté que le processus digestif est accéléré et l'évacuation stomacale hâtée. C'est donc un excitant de la motricité gastro-intestinale.

A doses suffisantes, les eaux alcalines diminuent ou neutralisent complètement l'acidité du milieu où elles sont versées ; elles seront donc indiquées pour combattre l'hyperacidité stomacale, qu'elle soit chlorhydrique ou organique. Pourtant l'hyperacidité organique se développe alors que la sécrétion gastrique est pauvre en acide chlorhydrique; si donc on diminue cette acidité physiologique par les alcalins, on favorise du même coup la production des acides organiques. Quoi qu'il en soit, l'effet immédiat sera la neutralisation de ces acides s'ils sont cause de l'hyperacidité.

La même action se produira sur le milieu duodénal, dont l'alcalinité sera assurée ou accrue.

Par action de contact encore, les carbonates alcalins saponifient les matières grasses, les rendent plus solubles ; l'eau ingérée en même temps diminue la densité du chyme et facilite l'endosmose.

Les effets des alcalins sur la sécrétion chlorhydro-peptique et la marche de la digestion gastrique sont diversement interprétés. Ils sont d'ailleurs variables suivant les doses et suivant le moment de leur administration.

A doses faibles, les alcalins provoquent une excitation de la sécrétion gastrique, qui devient plus abondante et plus active, soit simplement par une action réflexe, d'après la loi des contraires qui veut qu'un corps de réaction alcaline excite une sécrétion acide, soit que les sels de soude donnent naissance à du chlorure de sodium, qui a pour effet direct l'excitation de la sécrétion. Dans ce second cas, le chlorure de sodium, que renferment toutes les sources de Vichy à la dose moyenne de 53 centigrammes par litre, vient accroître cette action. Comme conséquence, on note une suractivité de la digestion ; c'est l'action eupeptique bien connue des eaux de Vichy, qui se fait sentir tout d'abord chez presque tous les malades soumis au traitement thermal, principalement chez les anémiés, les déprimés, chez les arthritiques à fonctions digestives languissantes.

Dans l'hypopepsie, dans les gastrites hyposthéniques, les faibles doses de bicarbonate de soude, avant les repas, ont pour effet immédiat l'augmentation de la sécrétion chlorhydro-peptique et l'excitation du travail digestif. Continuées pendant un certain temps, elles déterminent des effets éloignés, qui sont « un relèvement du processus stomacal, une diminution de l'état hypopeptique, une tendance vers la pepsie normale » (Modiano). Mais ingéré pendant le repas ou dans le cours de la digestion stomacale, le bicarbonate de soude neutralise en partie l'acidité du suc gastrique, déjà peu riche en acide chlorhydrique, et par suite détermine une dépression du travail chimique de l'estomac.

A doses élevées, les alcalins neutralisent tout ou partie des acides qu'ils rencontrent ; le surplus sera absorbé soit directement dans l'estomac, soit après passage dans l'intestin grêle. Cette neutralisation de l'acidité stomacale est nuisible à la digestion gastrique à l'état normal. Mais chez les hyperchlorhydriques, chez les hyperpeptiques, l'effet immédiat du bicarbonate de soude à hautes doses, donné dans le cours de la digestion, est de diminuer l'acidité totale et de rétablir une digestion normale, qu'il active et précipite. Ces mêmes doses de sel alcalin ont-elles des effets éloignés également favorables ? Hayem, récemment, a soutenu que, à la longue, les alcalins exagèrent le type morbide, qu'il soit hypopeptique aussi bien qu'hyperpeptique. Nous venons de voir ce qu'il en est pour l'hypopepsie. Pour ce qui a trait à l'hyperpepsie, à l'hyperchlorhydrie, Hayem, Gilbert avaient déjà constaté, avec de petites doses de bicarbonate prises pendant les repas, et durant plusieurs semaines, une excitation stomacale plus ou moins prononcée avec augmentation de la sécrétion chlorhydrique ; mais sous l'influence de doses un peu fortes et prolongées, données après les repas, divers auteurs admettent que la sécrétion gastrique se lasse en quelque sorte, et qu'à une première période parfois d'excitation succède une période de dépression, de diminution de l'acidité stomacale. Bouveret signale cette action éloignée : « Ils (les alcalins) agissent sur le trouble même de la sécrétion, dont ils diminuent l'activité, du moins quand nous avons affaire seulement à l'hyperchlorhydrie. » Il faut tenir compte en effet, dans ce te action du bicarbonate de soude ou des eaux alcalines ingérés pendant un certain temps, des modifications générales de l'organisme sous l'influence de ce médicament, principalement de l'alcalinisation du sang, et des modifications profondes des diverses fonctions de l'organisme.

En résumé, on peut, avec Linossier et Lemoine, reconnaître au bicarbonate de soude deux actions contraires suivant le mode d'administration : une action excitante, par des doses modérées ingérées un peu avant le repas (indiquée dans l'hypopepsie); une action sédative, obtenue par des doses fortes prises après le repas et d'une façon prolongée (indiquée dans l'hyperpepsie).

Signalons enfin l'atténuation des douleurs dans l'hyperchlorhydrie et l'ulcus, par l'ingestion du bicarbonate de soude qui diminue l'acidité du chyme. D'après Linossier, ce sel alcalin aurait encore la propriété de calmer les crises douloureuses qui surviennent vers la fin de la période digestive, dans des affections gastriques diverses.

Lorsqu'ils sont pris en dehors des périodes digestives, ou à doses élevées, telles que la quantité d'acide libre du suc gastrique est insuffisante pour les décomposer totalement, les sels alcalins sont absorbés. L'absorption se fait assez rapidement et en grande partie par l'estomac, sous forme d'albuminate d'après les auteurs allemands, de chlorure d'après Rabuteau. Une partie est absorbée par la muqueuse intestinale, plus lentement, sous forme de bicarbonate directement, ou après formation d'un albuminate ou d'un chlorure.

Les alcalins passent alors dans le sang, et c'est dans ces conditions, emportés dans la circulation générale, qu'ils exercent leur action la plus importante, action profonde, altérante, portant sur le sang et la circulation d'abord, sur le fonctionnement des éléments anatomiques au contact desquels ils sont portés, et sur les phénomènes intimes de la nutrition.

L'alcalinité du sang, due au bicarbonate de soude, joue un rôle capital dans les phénomènes de combustion; elle est une condition absolue des oxydations organiques qui sont d'autant plus intenses que le sang est plus alcalin ; les phénomènes d'assimilation ne peuvent s'effectuer qu'en milieu alcalin. On voit l'importance de l'action des eaux bicarbonatées sodiques, après leur absorption. Leur premier effet est d'augmenter l'alcalinité du sang, et, comme conséquence immédiate, leur emploi est indiqué toutes les fois que cette humeur est chargée de principes acides divers, dans l'uricémie, dans la diathèse hyperacide ; c'est dans ce but que notre maître, le professeur Lépine, introduit directement dans la circulation des alcalins à hautes doses, pour combattre l'intoxication acide du sang dans le coma diabétique ; le bicarbonate agit aussi dans ce cas, comme nous le verrons plus loin, en activant l'oxydation et la destruction des principes anormaux.

Les alcalins produisent aussi une diminution de l'eau contenue dans le sang, et contribuent, par ce fait, à hâter la résorption des exsudats et à débarrasser les régions engorgées. Mais les eaux alcalines introduisent en même temps que le médicament, une quantité de liquide telle que cette action doit être compensée, et même la pression intra-vasculaire est légèrement augmentée et la circulation accélérée.

Quant à l'action générale des alcalins et des eaux alcalines sur la nutrition, sur les phénomènes intimes qui se passent au niveau des éléments anatomiques, on ne sait ce qu'elle est au juste ; ce que l'on croit connaître, ce sont les effets obtenus, et, à ce sujet, des contradictions absolues existent entre les auteurs. Nous allons examiner les faits sur lesquels sont basées ces opinions différentes.

Tout d'abord, les alcalins déterminent, au niveau des cellules de l'organisme, une sorte de « lixiviation » entraînant les déchets et favorisant ainsi les échanges.

De plus, ils ont la propriété de donner un coup de fouet à diverses sécrétions, principalement digestives (salivaire, gastrique et intestinale), et cet effet s'ajoute à l'action eupeptique, signalée plus haut, qu'ils exercent directement sur le tube digestif. Il en résulte que la digestion se fait mieux, les transformations alimentaires sont plus parfaites, et, par suite, l'assimilation définitive doit être meilleure.

Chevreul a constaté que les alcalins sont des agents puissants d'oxydation. Sur ce fait fut basée une théorie que Miahle contribua à édifier, et d'après laquelle les alcalins augmentent l'urée et l'acide carbonique excrétés, et activent la circulation. Elle trouva à la fois des adversaires et des partisans. D'une part, la clinique, sous les yeux de Huxham, Magendie, Trousseau, Pidoux, dévoila une action anémiante, caractérisée par la cachexie alcaline. Clément (de Lyon) a constaté sur lui-même une diminution des globules rouges dès le lendemain de l'ingestion de bicarbonate de soude. D'autre part, les expériences faites, en partie sur eux-mêmes, par Rabuteau et Boghoss Constant, prouvent que les alcalins modèrent la fonction oxydante dans l'organisme : l'urée est diminuée, la température abaissée, la circulation ralentie, de plus, le sang perd une partie de ses globules rouges, une partie de sa fibrine, et devient plus aqueux. Ritter, Albert Robin ont aussi montré que les alcalins sont des sédatifs de la nutrition, ils diminuent les désintégrations organiques et retardent les oxydations.

L'action oxydante des alcalins, et leurs effets favorables sur le sang et la circulation sont au contraire démontrés par les recherches de nombreux auteurs, Martin-Damourette et Hyadès, Harley, Coignard, G. Sée, Bouchard, etc., et les travaux de divers médecins exerçant à Vichy, Pupier, de Lalaubie, Durand-Fardel, Grellety, qui tous concluent à une élévation du taux de l'urée, à une augmentation du nombre des globules rouges, à une accentuation de la circulation. Dans ce cas, les alcalins activent les combustions, augmentent la destruction de principes, tels que la glycose, contenus dans le sang, favorisent les phénomènes d'assimilation et de désassimilation, accroissent les déchets.

Ce qu'il y a de certain, c'est qu'on ne doit redouter de l'ingestion des alcalins aucun accident rappelant la cachexie ; des doses très élevées et prolongées de bicarbonate de soude ont pu dans ces dernières années, être prises par divers malades, sans inconvénient pour l'état général, sans provoquer de symptômes d'anémie. Nous devons faire remarquer qu'à Vichy, même dans les cas extrêmes, les doses d'alcalins ingérés dans les vingt-quatre heures sont bien moins élevées que dans la pratique thérapeutique courante.

Ce qui est certain aussi, c'est que, in vitro, les alcalins favorisent les oxydations des hydrocarbonés et des graisses. Si l'on ajoute du bicarbonate de soude à du sang renfermant du glucose, celui-ci est détruit plus rapidement et en plus grande quantité.

D'après le professeur Lépine, les bicarbonates alcalins, à dose faible ou tout au moins modérée, exerceraient cette même action dans l'organisme ; ils favorisent les oxydations. A dose forte, leur action est plus complexe, car ils entravent aussi la glycogénie, et dans certains cas ils provoquent probablement une accélération du mouvement nutritif.

Cette activité plus considérable des phénomènes de nutrition, l'amélioration des fonctions digestives, l'action modificatrice sur la muqueuse gastro-duodénale, l'influence favorable sur le sang et la circulation, l'augmentation de l'urée dont la plus grande part est formée par le foie, font penser qu'il se produit en même temps des modifications du côté de cet organe. Et en effet les eaux alcalines ont une action spéciale, élective, sur le parenchyme hépatique, déterminant une modification favorable des troubles fonctionnels, et régularisant la circulation de la glande ainsi que la circulation abdominale dont elle est l'aboutissant.

S'il en est ainsi, si les alcalins déterminent une suractivité des oxydations, des phénomènes intimes de la nutrition, une augmentation du nombre des globules rouges, une excitation fonctionnelle du foie et une régularisation de la circulation hépato-abdominale, on comprend comment les malades anémiés affaiblis, les convalescents, les paludéens, etc., ceux atteints de congestion hépatique, les ralentis de la nutrition (groupe des maladies de Bouchard), sont améliorés par la cure bicarbonatée sodique. Toutes les maladies s'accompagnant d'une nutrition générale déprimée, languissante, se faisant dans de mauvaises conditions, relèvent également de cette action des eaux de Vichy ; on sait, par exemple, que chez les nerveux, les hystériques, les neurasthéniques, améliorer la nutrition c'est du même coup améliorer l'état nerveux.

Après avoir été absorbés, puis charriés dans la circulation, les alcalins sont finalement éliminés par diverses sécrétions, qu'ils auraient pour effet de stimuler.

L'élimination se fait pour la plus grande partie par le rein ; elle est même rapide et très accentuée, et c'est une circonstance favorable qui permet souvent la tolérance, lorsque les eaux de Vichy sont ingérées à doses excessives. L'urine devient un peu plus abondante, moins acide, neutre et même alcaline passagèrement ; la diminution de l'acidité urinaire diminue les chances de formation des calculs uriques ; les modifications dans ses éléments constituants tiennent à l'action générale des alcalins sur la nutrition, telles l'augmentation de l'urée, ou la diminution de l'acide urique chez les arthritiques ; l'élimination plus abondante des urates est sous la dépendance de l'action alcalinisante et légèrement diurétique ; après quelques jours on obtient un éclaircissement rapide et notable des urines ; chlore, potasse et soude seraient un peu augmentés.

D'autres sécrétions contribuent pour une faible part à leur élimination, la sueur qui devient rapidement alcaline, la salive plus alcaline et dont l'action saccharifiante est plus marquée. Les sécrétions gastro-intestinales sont également activées chez les sujets à fonctions digestives déprimées.

Les alcalins sodiques et les eaux de Vichy ont-ils une influence sur la sécrétion biliaire? Les avis sont contraires. Certains auteurs pensent que la bile, comme la plupart des sécrétions, élimine les alcalins, et doit être modifiée dans sa composition ; d'autres que les alcalins augmentant l'urée, et d'autre part le foie étant l'organe le plus actif de formation de cette substance, il y a surcroit dans l'activité du foie, et par suite il peut y avoir une action notable sur la sécrétion de cet organe. D'après Lewascheff et Klikowitch, l'eau de Vichy détermine une augmentation de quantité de la bile devenue plus fluide, et une diminution de ses éléments solides. Rohrig a constaté expérimentalement qu'il suffit de faire absorber à un chien une petite quantité d'eau de Vichy pour voir affluer la bile par la fistule pratiquée au canal cholédoque. Prévost et Binet rangent les alcalins dans le groupe des substances qui amènent une augmentation légère ou douteuse, inconstante, de la sécrétion biliaire ; avec le bicarbonate de soude spécialement ils ont constaté chez deux chiens une faible augmentation de la bile, qui, traitée par l'acide chlorhydrique, ne paraissait pas présenter une effervescence plus marquée qu'à l'état normal. Doyon et Dufourt, chez un chien à fistule, ont, dans une expérience, constaté une légère augmentation de la quantité de bile, mais dans trois autres cas le résultat a été nul. Récemment W. Bain, chez un malade atteint d'obstruction complète du cholédoque et de fistule cutanée biliaire, a reconnu à l'eau de Carlsbad une action cholagogue, mais par augmentation de la proportion des matériaux solides, et non par augmentation de la quantité de la bile.

Par contre, de nombreux auteurs admettent que la sécrétion biliaire n'est pas modifiée dans sa quantité, sinon pour être diminuée. Ainsi pour Stadelmann les alcalins ne sont pas cholagogues : à petite dose leur action est nulle, à haute dose la quantité de la bile est abaissée, sans modifications dans la quantité des éléments constituants.

Doyon et Dufourt ont fait remarquer que, pour leurs recherches les expérimentateurs précédents se sont placés dans des conditions trop différentes de l'état normal. Ayant opéré sur des chiens à fistule biliaire permanente, avec la facilité de recueillir la bile de vingt-quatre heures, eux-mêmes sont arrivés à cette conclusion que le bicarbonate de soude ne fait pas varier la quantité de la sécrétion ; il y aurait par contre diminution des sels biliaires et des savons.

Les alcalins n'auraient donc, sur la sécrétion de la bile, aucune action immédiate, c'est-à-dire dans les 9 à 12 heures qui suivent l'ingestion.

Mais on admet généralement que, si du moins la sécrétion biliaire n'est pas accrue, il se produit une excitation de l'appareil excréteur et une régularisation de l'excrétion de la bile. Et en effet, comme nous le verrons plus loin, les eaux de Vichy s'opposent à la stagnation et aux dépôts dans la vésicule, et provoquent l'expulsion des calculs préformés. Il n'est pas très rare d'observer chez les malades soumis au traitement de l'eau de Vichy des débâcles de diarrhée verte entrainant des sables et des concrétions biliaires.

Les alcalins s'élimineraient aussi, en très faible partie, par les muqueuses, sur lesquelles ils exercent une action modificatrice, de même que sur les muqueuses des organes excréteurs ; le mucus serait fluidifié et dissous, les muqueuses détergées et l'état catarrhal et inflammatoire favorablement influencé. Cette action dissolvante sur le mucus serait-elle capable, comme le prétendent certains auteurs, de dissocier le ciment muqueux qui agglutine les concrétions calculeuses ? C'est peu probable.

b) Autres principes dissous. — Par leur quantité, ces éléments des eaux de Vichy ne peuvent avoir que des effets secondaires, s'ajoutant à l'action principale de la médication alcaline. On les retrouve dans presque toutes les sources, mais quelques-unes de celles-ci en renferment des proportions suffisantes pour que l'on soit obligé de tenir compte de leur action.

La *lithine* existe dans les eaux de Vichy à l'état de carbonate fort instable, formé par la dissolution du carbonate neutre grâce à un excès de CO_2 libre, ce qui explique pourquoi les eaux froides renfermant une proportion plus élevée de ce gaz dissous, contiennent aussi le sel de lithine en plus forte proportion que les eaux chaudes : 0 gr. 0098 de carbonate de lithine dans les Célestins, 0 gr. 0022 à l'Hôpital, 0 gr. 0024 à la Grande-Grille, 0 gr. 003 à Lardy, etc. Certaines analyses indiquent aussi la présence de chlorure de lithium.

La lithine agit d'abord à titre d'alcalin, et son action s'ajoute à celle des sels de soude. On sait qu'à poids égal elle est plus alcalinisante, sature une plus grande quantité d'acide, par le fait du faible poids atomique du lithium.

Le carbonate de lithine provoque une excrétion plus abondante de l'urine.

On connait l'action plus spéciale de la lithine sur l'acide urique et les urates : c'est un de leurs meilleurs dissolvants. L'acide urique déplace le CO^2 du carbonate de lithine, il se fait de l'urate de lithine, sel beaucoup plus soluble que tous les autres urates. L'acide urique libre diminue et les sédiments uratiques disparaissent dans l'urine, mais il y a augmentation de l'élimination urique sous forme d'urate de lithine entraîné plus facilement et plus abondamment. Les dépôts tophacés, formés en partie d'urate de soude, voient leur volume diminuer par la formation d'urate de lithine très soluble et entraîné. Enfin l'acide urique accumulé dans le sang est dissous et éliminé.

Les eaux de Vichy les plus chargées en lithine seront donc prescrites aux goutteux, dans la gravelle urique, pour lutter contre l'uricémie, bien que les doses de ce principe médicamenteux soient très faibles, car il ne faut pas oublier que dans une eau minérale naturelle l'action des éléments constituants est augmentée, plus énergique, et dépend de l'état dans lequel ils s'y trouvent plus que de leur quantité.

Le *fer* est considéré comme existant à l'état de bicarbonate de protoxyde de fer, à la dose moyenne de 4 milligrammes par litre dans toutes les sources de Vichy; cette dose s'élève à 28 milligrammes à Lardy, et 20 à Mesdames. Nous n'insistons pas sur les propriétés importantes de ce composant, signalant seulement que les eaux ferrugineuses de Vichy, par les propriétés toniques et analeptiques qu'elles doivent à la présence du fer, conviennent parfaitement aux anémies vraies ou symptomatiques de fièvres intermittentes, de cachexie paludéenne, aux convalescences de maladies graves, aiguës ou chroniques, et d'intoxications diverses, chez les débilités, etc. L'union du fer au bicarbonate de soude, capable lui-même d'augmenter le nombre des globules rouges d'après divers auteurs, a des effets remarquables sur le sang et les fonctions générales de l'organisme.

Dans ces mêmes sources de Lardy et Mesdames, *l'arséniate de soude* existe à la dose de 3 milligrammes par litre, tandis que dans toutes les autres on en trouve seulement 2 milligrammes. Ces deux éléments importants, fer et arsenic, y sont probablement à un état particulier (peut-être combinés à des matières organiques), qui faciliterait leur absorption, accroîtrait leurs propriétés et ajouterait encore à l'action reconstituante des eaux alcalines.

Dans les analyses officielles, le seul composé représentant le soufre salin est indiqué comme étant du sulfate de soude et existant dans toutes les sources. Gautrelet a reconnu que c'est du *sulfate de chaux*, et il en a déterminé les doses dans les principales

sources : 0 gr. 0947 par litre Grande Grille, — 0 gr. 0766 Hôpital,
— 0 gr. 0717 Célestins, — 0 gr. 0278 Mesdames, — 0 gr. 1405
source du Parc. Dans cette dernière, le sulfate de chaux existerait
donc en quantité presque double de celle des autres sources, et
égale au quart de la dose du même élément renfermée dans l'eau
de Vittel (Grande Source). Il vient ajouter aux effets des eaux de
Vichy son action diurétique qui est réelle : Gautrelet, sur lui-
même, a observé une augmentation de 23 0/0 de la quantité des
urines, par l'ingestion de l'eau du Parc. Signalons aussi les effets
que Klemperer reconnaît à la chaux : en s'éliminant, elle entraî-
nerait mécaniquement les urates et l'acide urique ; la diurèse augmentée y concourt également ; de plus la chaux serait capable de
dissoudre l'élément muqueux qui entre dans la composition des
calculs ; nous avons mentionné déjà une action semblable, admise
par quelques auteurs, sous l'influence de la médication sodique.

Envisageant les *composés non oxydés du soufre*, Gautrelet a
trouvé, dans les principales sources de Vichy, les doses suivantes
de soufre exprimé en H^2S : Grande-Grille 1 milligr. 70 par litre, —
Chomel 1 milligr. 50, — Lucas 0 milligr. 95, — Hôpital, 0 milligr. 50.
Le soufre, à l'intérieur, n'est absorbé qu'après transformation en
sulfure ou en hydrogène sulfuré. A petites doses, il accentue encore
l'effet des alcalins ; il est tonique, reconstituant, et de plus il est
stimulant : il produit une excitation générale de l'organisme et de
toutes ses fonctions, stimulation qui s'exerce de préférence sur le
foie, sur sa sécrétion et sa circulation, augmentation des déchets
organiques et de l'acidité urinaire.

Notons aussi que l'hydrogène sulfuré agirait sur la musculature
intestinale en provoquant les contractions péristaltiques, ainsi que
sur la peau et la muqueuse broncho-pulmonaire par lesquelles il
s'élimine.

Le soufre existe dans l'eau de la source Lucas à l'état de sulfures
alcalins dont l'action se localise surtout à l'amélioration des conditions d'innervation des vaisseaux cutanés, au traitement des
affections de la peau ; dans l'eau de Chomel et de la Grande-Grille,
on trouve surtout, uni aux sulfures alcalins, de l'acide sulthy-
drique dont les effets thérapeutiques seront liés directement à l'excitation fonctionnelle du foie.

Signalons enfin la présence de traces ou de doses très minimes
de *bicarbonate de protoxyde de manganèse*, de *silice*, de *fluor*,
de *bicarbonate de strontiane*, de *chlorure de cæsium* et de *rubi-
dium*, enfin de *matière organique bitumineuse*, éléments qui tous

doivent avoir leur part dans les effets des eaux qui les renferment.

c) Acide carbonique. — L'acide carbonique se rencontre à l'émergence des sources de Vichy sous trois états : libre, dissous et combiné.

Introduit ou dégagé dans l'estomac, l'acide carbonique a des effets variés. D'abord il provoque sur la muqueuse une sensation de picotement et de chaleur, suivie bientôt d'une diminution de la sensibilité ; il est doué en effet d'une action anesthésique et analgésique très nette, et calme ou atténue notablement les douleurs gastralgiques.

Son action antifermentescible contribue à empêcher les fermentations du contenu stomacal.

Le dégagement très abondant d'acide carbonique à la suite de l'ingestion d'une dose un peu élevée de bicarbonate de soude ou d'eau de Vichy, celle-ci introduisant en plus directement ce gaz dissous, détermine une exagération brusque de la tension gazeuse intra-stomacale et provoque l'expulsion de tous les gaz accumulés, amenant ainsi un soulagement complet de la gêne et du ballonnement épigastriques dont se plaignent de nombreux malades après les repas.

Ce résultat est dû aussi en partie à son action sur la motricité gastrique qu'il surexcite, et qui peut être utilisée chez les atoniques, les dilatés, etc.

Absorbé, l'acide carbonique serait conduit directement au foie comme la plupart des principes des eaux de Vichy, puis se dégage très rapidement par la respiration, après avoir produit une légère sensation de vertige et d'ébriété, que l'on constate fréquemment après les premiers verres d'eau bus aux sources ; il s'élimine aussi par l'urine, lorsque la quantité absorbée a été un peu considérable. A ce point de vue, Gautrelet a fait des dosages intéressants de l'acide carbonique non combiné, comparativement au griffon et à la buvette des trois principales sources de Vichy ; ses chiffres montrent une différence considérable dans les quantités de ce gaz qui se dégagent spontanément des diverses sources au moment de leur arrivée à l'air extérieur : les eaux froides n'en laissent échapper qu'une faible quantité (23 0/0), les chaudes bien davantage (77 0/0). D'après le même auteur, les eaux froides, plus chargées en acide carbonique à la buvette, s'éliminent par la voie rénale, sous une forme acide, avec un excès d'acide carbonique, tandis qu'avec les eaux chaudes on ne peut retrouver cet élément dans l'urine. Il en déduit ce fait que les eaux chaudes sont plus alcalinisantes que les froides (il faut cependant ne pas oublier que la Grande-Grille et le puits Chomel, grâce surtout à leur H_2S agissent directement sur le foie, par excitation des échanges hépatiques, et augmentation des résidus de ces échanges, et déterminent, lorsque l'action alcalinisante ne se fait pas sentir, c'est-à-dire lorsque les doses d'eaux de ces sources sont peu élevées, une augmentation de l'acidité urinaire); les eaux chaudes seraient donc plus alcalinisantes, en raison de la quantité moindre de l'acide carbonique; il en résulte l'indication de chauffer ces eaux, lorsquelles sont prises loin des sources, et de chasser ainsi une plus grande partie du gaz, lorsqu'on désire obtenir principalement l'effet alcalinisant. Les eaux froides au contraire, à doses un peu fortes, par l'élimination rénale de l'acide carbonique, remontent le taux de l'acidité urinaire, et peuvent être utiles à la fin de la cure si les urines sont alcalines d'une façon permanente, et s'il existait quelques vagues troubles généraux; elles pourraient encore à la rigueur être ordonnées dans la gravelle phosphatique.

d) Autres éléments d'action des eaux. — Température de l'eau. Les eaux chaudes, tièdes et froides sont représentées à Vichy par diverses sources.

L'intérêt d'ailleurs réside dans les eaux thermales, aussi nous allons indiquer les effets que détermine l'ingestion de boissons chaudes. Le premier de ces effets est l'excitation de la motricité gastrique; les expériences de Rosbach ont montré cette influence excitante de l'eau chaude sur le système musculaire de l'estomac. Mathieu conseille, dans l'atonie gastro-intestinale, l'eau alcaline chaude à jeun, et un certain temps avant le repas. D'autre part, il n'y aurait nulle action sur la sécrétion. L'eau chaude peut rendre ainsi de grands services chez les hyperchlorhydriques ou hypersécréteurs avec phénomènes d'ectasie et de rétention, chez qui il importe de réveiller la contractilité gastrique et de favoriser l'évacuation, sans exciter la sécrétion. De nombreux médecins se basent sur cette propriété pour ordonner fréquemment une tasse d'eau ou de tisane quelconque chaude, le soir un certain temps après le repas.

Micheli et d'autres auteurs croient au contraire que l'eau froide possède une plus grande action excitante des fonctions motrices. L'eau à 35 ou 37 degrés (c'est la température de l'eau de l'Hôpital) aurait l'action maxima d'excitation sur la sécrétion stomacale.

D'après Gautrelet, l'absorption des eaux chaudes se fait presque instantanément par les parois de l'estomac ; les eaux froides passeraient rapidement dans l'intestin, où elles seraient absorbées plus lentement. Cependant von Mehring, Moritz, ont constaté que la paroi stomacale n'absorbe pas l'eau en général ; l'absorption se fait d'après eux dans l'intestin.

Quoi qu'il en soit, l'absorption est plus active avec les eaux chaudes de Vichy, qui stimulent la circulation et tout l'organisme, et finalement la peau et le fonctionnement des glandes sudoripares, par où s'en élimine une partie. Les eaux froides s'éliminent plutôt par le rein.

Lewascheff et Klikowitsh font jouer à l'élément thermique des eaux de Vichy un rôle important dans l'augmentation de la sécrétion biliaire qu'ils ont constatée.

Rappelons que c'est à la différence de température des eaux qu'est due la différence plus marquée des doses d'acide carbonique à la buvette des diverses sources.

Quantité d'eau ingérée comme véhicule. — Il est évident que l'eau simple elle-même, ingérée en quantité plus ou moins considérable, jouit d'une certaine action. Dans l'estomac, elle contribue à dissoudre et entraîner le mucus, elle dilue le chyme et facilite l'endosmose, elle diminue l'acidité gastrique par dilution des liquides. Absorbée, elle traverse le torrent circulatoire, produit un lavage au niveau des éléments anatomiques et des cellules des organes qu'elles traverse, entraîne les déchets, augmente les sécrétions par où se fait son élimination, sécrétion urinaire, cutanée, et produit une irrigation mécanique abondante des organes excréteurs.

Th. Rovsing, dans les affections de l'appareil urinaire, dans la gravelle, d'autres auteurs dans la goutte et la lithiase urique, substituent à la cure par les eaux alcalines le traitement par l'eau simple ou distillée, ingérée en quantités suffisantes, 1 litre 1/2 à 2 litres par jour ; ce traitement entraîne à travers le filtre rénal divers produits contenus dans le sang, fait un lavage abondant, continuel, de l'appareil urinaire par l'urine très diluée, et entraîne les productions pathologiques et les dépôts qui ont tendance à s'agglomérer. Or, le traitement thermal comporte l'ingestion d'eau à doses assez élevées, et cette eau jouit en plus de propriétés particulières, sous la dépendance de ses éléments minéralisateurs.

B. — TRAITEMENT EXTERNE.

Il consiste en l'utilisation des deux éléments qu'offrent les sources, l'eau minérale et l'acide carbonique. Nous passerons un peu plus rapidement, car nous laisserons de côté les effets communs aux pratiques externes des eaux minérales et des eaux douces ; nous étudierons seulement les propriétés tenant à la composition de l'eau.

I. — Emploi de l'eau minérale.

a) En bains. — Les bains alcalins ont une action locale de lessivage, de nettoyage parfait du revêtement cutané ; enlevant les squames épidermiques, dissolvant les matières grasses, ils favorisent ainsi et stimulent son fonctionnement normal, la perspiration et la sécrétion sudorale ; ils provoquent à son niveau une légère excitation, qui porte aussi sur la circulation périphérique ; l'acide carbonique dissous dans l'eau du bain de Vichy jouit également d'une action stimulante sur la peau et les filaments nerveux terminaux ; on constate de légers picotements et un peu de rougeur cutanée. En tenant compte des variations de température et de durée, dont l'effet est connu en hydrothérapie générale, les bains alcalins conviennent très bien aux malades goutteux ou dyspeptiques dont les fonctions de la peau se font mal. Cette action de contact comporte aussi la diminution et la suppression du prurit de l'ictère, surtout avec les bains chauds et un peu prolongés, l'amélioration des lésions cutanées, arthritides, diabétides, fréquentes chez les habitués de Vichy, et quelquefois de dermatoses sèches, squameuses (eczéma, psoriaris, etc.).

Il n'y a aucune absorption des sels alcalins par la peau saine.

Doux et onctueux, les bains alcalins sont parfois sédatifs et très utiles chez les malades excitables et névropathiques. Mais ordinairement ils ont une action de relèvement de l'état général et de la nutrition, une action réellement tonique. Assez souvent toutefois, à la suite des premiers bains d'une cure, on constate de la fatigue, un peu de courbature, qui disparaissent rapidement ; alors il est à noter que les personnes même affaiblies et incapables de tolérer en temps ordinaire quelques bains consécutifs, supportent fort bien les bains alcalins, et en éprouvent une sensation de force et de vigueur, en un mot de relèvement de l'état général.

Les bains alcalins de Vichy, de durée un peu longue, ont une action résolutive manifeste sur diverses lésions des téguments (surtout chez les diabétiques), l'onyxis, les plaies lentes à guérir, même les phlegmons et quelques points de gangrène (Cornillon), sur les engorgements localisés, même profonds. Rappelons les excellents résultats obtenus récemment par Guéorguievsky, puis par Brucker, Augé et Casteret, par le pansement au bicarbonate de soude dans les lésions cutanées et suppurées, les abcès, les panaris, les plaies. Durand-Fardel conseille alors de prendre les bains en piscine, surtout s'il est indiqué de rechercher une modification aussi profonde que possible de l'organisme.

Signalons l'excitation exagérée provoquée par les bains de Vichy concentrés et de trop longue durée : insomnie, agitation insupportable, phénomènes nerveux, céphalalgies, etc.

b) En lotions, affusions, applications locales. — Pour les lotions et affusions générales, les eaux alcalines n'ont pas d'action spéciale, et on ne doit compter que sur les effets obtenus par ces procédés en hydrothérapie générale.

Cependant les eaux de Vichy à sulfures alcalins (source Lucas surtout) ont une action locale sur certaines affections légères de la peau, acné, eczéma, rougeur habituelle de la face, etc., et sur les inflammations externes des yeux, agissant comme antiseptiques et résolutives.

c) En douches. — Nous ne croyons pas qu'il y ait de différence entre les effets obtenus par l'eau simple et par l'eau minérale alcaline. Nous en reparlerons plus loin.

Mentionnons seulement l'emploi de l'eau minérale pour les douches chaudes et prolongées dans le prurit de l'ictère, pour les douches vulvaires et périnéales dans le prurit vulvaire.

d). En douches ascendantes rectales. — Ici la composition de l'eau a plus d'importance. La douche ascendante par elle-même, avec ses éléments de pression, température, durée, position du malade, agit d'abord mécaniquement en débarrassant le gros intestin des matières accumulées ; de plus elle stimule la contractilité, tonifie l'intestin, et, répétée assez régulièrement, elle tend à rétablir la régularité des fonctions intestinales. Mais la qualité de l'eau alcaline exerce aussi une action locale sur la muqueuse, dissolvant et entraînant le mucus et les glaires, détergeant la surface de la muqueuse, stimulant sa vitalité et calmant l'inflammation, facilitant et activant les sécrétions normales.

Fréquemment ordonnées pendant la cure de Vichy, les douches

ascendantes ont de bons effets dans la colite muqueuse, muco-membraneuse, dans la constipation et dans divers troubles intestinaux, dans ceux accompagnant ou compliquant les affections gastriques. Elles provoqueraient une sécrétion biliaire plus abondante. Elles agissent aussi favorablement, par l'action résolutive de l'eau minérale, sur les engorgements et inflamations des organes voisins, vessie, utérus.

e). En injections vaginales. — D'après certains auteurs, l'eau minérale aurait une action résolutive sur les inflammations chroniques de l'utérus. Elle rétablit aussi l'alcalinité des sécrétions anormalement acides.

f). En lavages gastriques. — On emploie le plus ordinairement à Vichy l'eau du puits Chomel, à une température voisine de celle de la source (42 à 43°). Les effets obtenus, dont les indications découlent facilement, sont multiples : les lavages sont évacuateurs dans les cas de rétention ; grâce aux alcalins. ils exercent sur la muqueuse une action modificatrice favorable, dissolvent et entraînent le mucus, excitent la sécrétion physiologiqne, et sont avantageusement employés dans le catarrhe stomacal de cause diverse, dans la gastrite alcoolique ; on fait une sorte d'application locale de l'eau de Vichy sur la muqueuse, en introduisant l'eau sous faible pression, le malade restant couché et retourné dans tous les sens ; enfin ies lavages avec l'eau alcaline à 40 ou 42° provoquent une excitation de la tonicité et de la contractilité de l'estomac.

g). En pulvérisations. — Leur emploi est assez restreint et leurs effets incertains, dans les inflammations légères du pharynx et des premières voies respiratoires. L'eau de la source Lucas, plus chargée en sulfures alcalins, doit être alors choisie.

h). En gargarismes. — L'habitude semble prise à Vichy de faire de fréquents gargarismes, au moins quotidiens, à la source Chomel, dans le but d'alcaliniser l'entrée du tube digestif, d'entrainer les déchets et de nettoyer complètement la muqueuse buccale et pharyngée, de stimuler les sécrétions glandulaires. Nous n'insisterons pas sur l'importance, bien exagérée d'après nous, de ces gargarismes ; mais nous voulons signaler qu'ils peuvent être quelquefois nocifs et provoquer des phénomènes de pharyngite.

Dans les inflamations légères de la bouche, dans la gingivite des diabétiques, divers médecins en ont obtenu de bons effets.

II. — Emploi de l'acide carbonique.

L'acide carbonique naturel est recueilli à l'émergence de la source Chomel, et on en fait à Vichy un usage assez courant. Il possède en effet une action sédative et analgésique, utilisée dans diverses affections.

a). Inhalations de CO². — On obtient, grâce à elles, des effets sédatifs très marqués, surtout dans les accès d'asthme, ou même en dehors des accès. Divers auteurs eurent à se louer de leur emploi dans les affections douloureuses et catarrhales des premières voies respiratoires, dans la rhinite chronique, le coryza, dans le catarrhe bronchique.

b). Douches et bains de CO², généraux ou partiels. — L'acide carbonique provoque sur la peau une sensation de picotement et de chaleur, avec de la rougeur, bientôt suivie d'une diminution de la sensibilité Il est utilisé comme analgésique, localement surtout au moyen des douches, ou d'une façon générale par le bain complet. Ces moyens thérapeutiques donnent de très bons résultats dans les douleurs articulaires, les douleurs erratiques, dans les névralgies, la sciatique, etc., que ces phénomènes soient ou non sous la dépendance d'un état goutteux ou du rhumatisme. Elles peuvent être employées aussi sous forme de douches vaginales, dans les états inflammatoires douloureux de l'utérus.

Durand-Fardel recommande les douches d'acide carbonique dans la pharyngite granuleuse, en même temps que le traitement thermal modifie l'état général.

c). CO² dans l'air atmosphérique. — Dégagé à l'émergence des nombreuses sources minérales du bassin de Vichy, et même directement à la surface du sol, l'acide carbonique charge l'atmosphère, où Peyraud et Gautrelet l'ont trouvé dans une proportion moyenne de 8/10000 au lieu des 3/10000 normaux. A cette dose, nullement nocive, CO² possède une double action physiologique favorable. Là encore sa propriété dominante est sédative et calmante, anesthésique ; pendant les premiers jours de leur arrivée, les malades, et même les personnes bien portantes, éprouvent une douce apathie, reposent et dorment mieux ; mais certains malades déprimés supportent mal cette action et accusent de la fatigue, de la diminution d'énergie, il ne peuvent même marcher pour aller à leur traitement sans qu'on les y excite vivement. Ces effets sont dus en partie aussi au traitement, surtout aux pratiques externes, nous avons vu les mêmes phénomènes se présenter après les premiers bains. Ces symptômes sont d'ailleurs remplacés après quelques jours par un état de bien-être et de force. Mais chez les nerveux, chez les malades excitables, cet excès d'acide carbonique atténue et calme la susceptibilité nerveuse exagérée, l'hyperexcitabilité. De plus, par son action anesthésique, il contribue à amener une sédation notable dans l'ensemble des manifestations douloureuses que présentent les malades soumis à la cure.

Une seconde action physiologique serait de déterminer une hyperexcitation fonctionnelle de l'appareil pulmonaire, augmentant la fréquence et l'amplitude du rythme respiratoire, l'apport de l'oxygène, l'amélioration de l'hématose et des oxydations organiques, toutes conditions favorables à la régularisation des fonctions de nutrition et à l'amélioration des états diasthésiques.

II. — Action thérapeutique générale des Eaux de Vichy.

Dans les pages qui précèdent, nous avons envisagé les eaux minérales de Vichy isolément dans les propriétés dont elles sont redevables aux éléments thérapeutiques, chimiques et physiques qu'elles possèdent. Maintenant, au contraire, nous devons les considérer dans leur ensemble, formant un tout, un principe médicamenteux très particulier, ayant des propriétés inhérentes à leur qualité d'eaux minérales naturelles et que l'analyse ne peut dévoiler. D'une façon générale, les eaux de Vichy sont douées de la même action et produisent les mêmes effets que la médication alcaline, les lignes générales de ces deux traitements restent les mêmes ; mais il y a des nuances distinctives qui dans l'espèce prennent une notable importance. L'eau minérale naturelle n'est pas en effet une simple solution des principes constituants, chacun d'eux agissant d'après son action propre, action que nous avons analysée précédemment. Remarquons d'abord combien faibles sont les doses des principes actifs de ces eaux, comparées aux doses des mêmes médicaments ordonnés en thérapeutique générale ; il y a là accroissement de leur activité, de leur action, qui dépend davantage de l'état dans lequel ils existent dans les eaux naturelles, des actions et réactions qu'ils peuvent exercer les uns sur les autres, de leur association, de leur groupement, de leur combinaison peut-être avec des matières organiques, etc.

De plus, l'eau minérale naturelle, dans son ensemble, possède des propriétés inconnues, qui paraissent tenir aux conditions diverses, météorologiques, physiques, chimiques, auxquelles l'eau est soumise, à la chaleur, à la pression, aux forces naturelles multiples. Désignées sous le nom d'état naissant ou autre, ces propriétés existent au moment de l'émergence à la surface du sol ; c'est un état moléculaire spécial auquel on doit attribuer les divers effets que l'on constate et que la composition seule des eaux est incapable d'expliquer complètement.

Signalons aussi un état thermo-électrique particulier, non encore recherché à Vichy croyons-nous, mais dont on s'est occupé déjà dans quelques stations thermales (Bagnères-de-Luchon, Thonon).

Un des caractères importants de l'action des eaux de Vichy est d'être silencieuse, le plus souvent sans aucun retentissement sur les systèmes généraux, ou parfois ne déterminant que très légèrement, du moins, des réactions générales de l'organisme. Durand-Fardel a bien montré que, si elles sont capables de réveiller les manifestations plus ou moins aiguës des maladies chroniques soignées à Vichy, elles ne provoquent jamais l'apparition d'autres manifestations générales ; la fièvre thermale est exceptionnelle.

On doit distinguer l'action éloignée et l'action immédiate de la cure de Vichy, la première tenant à la constitution analogue de toutes les eaux et aux effets des principaux agents constituants ; la seconde dépendant de diverses propriétés plus particulières à certaines sources, et de l'action des éléments minéralisateurs secondaires. L'action immédiate, plus particulière et provoquant des effets un peu différents avec les diverses sources, s'adresse plutôt aux manifestations locales actuelles ; tandis que l'action éloignée, avec ses effets généraux, s'adresse aux troubles morbides profonds, à la diathèse elle-même.

Les eaux des principales sources, de celles qui jaillissent dans le périmètre de l'Etat, et aux buvettes desquelles sont envoyés les malades, offrent une composition presque identique, attendu que les doses de bicarbonate de soude y oscillent entre 5 gr. 103 et 4 gr. 857 (différence = 0 gr. 246), celles des bicarbonates totaux entre 6 gr. 317 et 5 gr. 829 (différence = 0 gr. 488), et celles des éléments constituants totaux entre 8 gr. 244 et 7 gr. 833 (différence = 0 gr. 411) ; les différences entre ces sources se chiffrent donc par quelques centièmes seulement (de 5 à 8 p. %) de la minéralisation soit bicarbonatée, soit totale. Il en résulte que toutes les sources paraissent devoir agir dans le même sens et de même façon, et être ordonnées indifféremment dans les diverses maladies justiciables de la cure de Vichy. Et, effectivement, dans les cas où, dès le début, sans qu'on puisse en reconnaître la raison, surviennent des phénomènes d'intolérance pour l'eau de telle ou telle source, le résultat final est aussi bon par l'emploi de l'eau des autres sources, et malgré la non utilisation de celle que le médecin avait cru devoir prescrire tout d'abord.

Cependant, si l'élément dominant et si la minéralisation totale varient dans des limites assez restreintes, certaines sources paraissent avoir des aptitudes particulières, et sont préférées dans tel ou tel cas donné. Nous ne voulons pas dire, comme l'habitude en a été prise et est invétérée chez les malades, que la Grande-Grille corresponde aux maladies du foie, l'Hôpital aux affections gastriques, les Célestins aux voies urinaires. Nous voulons insister au contraire sur la composition analogue de toutes les sources et sur l'analogie des actions physiologiques et des effets thérapeutiques. Mais il faut bien reconnaître à chaque source, à côté de ces propriétés générales semblables, des propriétés plus spéciales, physiques, chimiques, physiologiques et autres, qui font naître des indications particulières et déterminent des effets immédiats plus spéciaux.

C'est ainsi que les eaux de Vichy sont chaudes, tièdes et froides, elles renferment des doses variables de CO_2 à la buvette, certaines contiennent une dose plus forte d'un élément minéralisateur particulier, acide sulfhydrique, sulfures alcalins, lithine, sulfate de chaux, fer, arsenic.

D'autres propriétés, souvent assez difficiles à définir et à expliquer s'attachent à chacune des principales sources. Ainsi l'Hôpital possède une action alcalinisante plus marquée, bien que les doses de bicarbonate de soude et de bicarbonates totaux soient moins élevées qu'aux Célestins ; elle est en même temps plus douce, plus sédative, et très bien tolérée par les individus excitables ou à réaction vive. Les Célestins au contraire ont une action alcalinisante générale moindre, en raison de la quantité d'acide carbonique libre qu'ils conservent en dissolution à la buvette ; ils sont aussi plus excitants, leur action portant princi-

palement sur le rein, augmentant les symptômes surtout douloureux, déterminant parfois de la congestion de cet organe,
ou même de la congestion cérébrale. La Grande-Grille a aussi une
action stimulante, due à la présence du soufre et de H^2S ; à petites
doses elle pourrait augmenter l'acidité urinaire, mais à dose plus
forte, l'action alcalinisante reprend le dessus ; l'eau de cette même
source agit plus spécialement sur le foie, surtout en raison de son
hydrogène sulfuré, et elle détermine parfois de la congestion hépatique ; elle est capable aussi de provoquer quelques symptômes
encéphaliques légers (ébriété, vertiges) ou plus graves (congestion, hémorrhagie). La composition de l'eau du Puits Chomel se
rapproche beaucoup de celle de la Grande-Grille : elle est cependant moins excitante (doses de H^2S un peu moindres) et la rem-
place souvent avec avantage.

Chaque source possède donc certaines propriétés particulières
qui déterminent des effets immédiats un peu différents, répondant
ainsi aux diverses indications actuelles qui varient avec chaque
malade et souvent chez le même malade, et constituant pour chacune d'elles une sorte d'*individualité relative*.

Il n'en est pas moins vrai cependant que les eaux de toutes les
sources, dont la composition varie entre des limites restreintes, ont
des effets généraux semblables, et leur action éloignée se réduit en
somme aux mêmes résultats ; on peut dire qu'il y a *communauté
d'action* si l'on considère les effets à distance.

Ces effets éloignés sont sous la dépendance d'une action générale, profonde, altérante pour conserver l'ancienne expression,
action modificatrice portant sur la composition même des tissus et
des parenchymes, sur les éléments de l'organisme morbidement
affectés par la maladie, et dont la fonction est déviée, déterminent
une modification dans leur état, une régularisation de leur fonctionnement. Cette action tend à « changer le *modus vivendi* altéré
des organes malades et de leurs parties constituantes, pour le remplacer par une nouvelle façon d'être plus rapprochée de l'état
sain » (Durand-Fardel). Pour arriver à ce but, modifications dans
les conditions d'existence et dans le fonctionnement des éléments
organiques, les eaux de Vichy agissent sur la plupart des organes
et des fonctions de l'organisme : elles ont ainsi une série d'actions
en quelque sorte localisées, et ce qui est plus important comme
spécialisées ; elles possèdent une sorte d'affinité pour certains organes (le foie p. ex.), une sorte de spécificité contre certaines
affections (lithiase biliaire, congestion hépatique). Ces actions por-

tent sur l'appareil gastro-intestinal, sur le foie et la circulation abdomino-hépatique, sur le sang, sur les échanges organiques, sur les organes excréteurs et leurs sécrétions. Toutes ces actions, eupeptique, digestive, résolutive, reconstituante, altérante, concourent, lorsqu'il en est besoin, à une action générale sur la nutrition.

Comme le dit Durand-Fardel, c'est en remplaçant le fonctionnement altéré des organes malades par une nouvelle façon d'être et de vivre plus voisine de l'état sain, que paraissent agir les eaux de Vichy. Nous croyons en effet que leur action modificatrice de la nutrition consiste en une régularisation ; cette régularisation porte d'ailleurs sur l'état anatomique des éléments profonds et des organes, et sur les phénomènes intimes de leur vie et de leur fonctionnement. La nutrition, déviée dans un sens ou dans l'autre, en plus ou en moins, incline vers le type normal physiologique. Les eaux de Vichy ont donc tendance à rétablir en quelque sorte l'équilibre organique. L'analyse des urines le montre bien : en même temps que l'état général et les fonctions altérées se rapprochent du type normal, les excréta urinaires, qu'ils soient augmentés ou diminués, reviennent tous, à la fin de la cure, à des taux voisins de la normale ou même normaux, les éléments anormalement éliminés diminuent et même disparaissent.

On peut admettre ainsi une réelle spécialisation des eaux de Vichy dans les états morbides liés à un trouble de la nutrition, états dans lesquels il paraît n'y avoir que déviation, modification en plus ou en moins de certains processus vitaux, que cette déviation soit en moins comme l'entend Bouchard pour les affections avec lesquelles il a constitué le groupe des maladies par ralentissement de la nutrition, ou en plus comme le veulent Lécorché, A. Robin pour le diabète, la goutte (accélération de la nutrition).

C'est encore grâce à cette action profonde, par le fait des modifications favorables apportées à la nutrition générale, que la cure de Vichy peut être utile aux rhumatisants chroniques (nous verrons plus loin que leur maladie relève plus encore d'autres moyens thérapeutiques que possède aussi la station), aux nerveux, aux névropathes (améliorer la nutrition, c'est améliorer l'état nerveux), à certains albuminuriques (dans le cas d'albuminurie dyscrasique ou fonctionnelle).

Cette action se fait sentir également chez la plupart des autres malades soumis au traitement, comme nous le verrons en passant en revue les affections soignées à Vichy.

III. – Ressources adjuvantes du Traitement thermal.

L'action physiologique et les effets thérapeutiques que nous venons d'étudier sont aidés et favorisés par l'emploi d'une foule d'autres ressources, indépendantes du traitement hydrothermal lui-même, mais qui, utilisées parallèlement à lui, joignent à ceux de la cure des effets de grande importance, et donnent des résultats remarquables : ce sont vraiment des ressources adjuvantes et accessoires. Parfois cependant elles constituent le traitement principal, et même unique, prescrit à des malades non justiciables de la médication alcaline mais qui viennent à Vichy bénéficier de la réunion et de l'installation parfaite de toutes ces ressources dans les établissements thermaux de l'Etat et dans des établissements ou instituts particuliers, bénéficier aussi de l'expérience et de l'habileté des personnes chargées de les appliquer.

Tous ces moyens thérapeutiques ont des effets bien connus, aussi nous bornerons-nous à les passer rapidement en revue.

1º L'*hydrothérapie simple*, principalement la *douche*, sous toutes ses formes : froide, tiède, chaude, écossaise, alternative, en pluie, en jet, en cercle, douches locales multiples dans le bain de siège, douche localisée, douche à forte ou faible percussion, de longue ou courte durée, avant ou après le bain, etc. Suivant le mode d'application, la douche est remontante, stimulante, ou sédative; elle peut être révulsive, résolutive, etc. Les douches rendent de grands services chez le plus grand nombre des malades qui suivent le traitement hydrominéral.

2º. *Les bains sulfureux*. — Ils conviennent aux troubles cutanés des arthritiques, et par leur action légèrement excitante s'adressent aussi aux troubles généraux de la nutrition. On pourrait utiliser l'eau de la source intermittente de Vesse qui dégage une forte odeur sulfureuse.

3º *Les bains de vapeur, d'air sec* ou *médicamenteux, thermo-résineux, douches de vapeur*, médicamenteuses ou non, *bains russes* ou *turco-romains,* d'une utilité incontestée dans les maladies de la nutrition, dans les douleurs rhumatismales, le rhumatisme chronique, les douleurs névralgiques, la sciatique, etc.

4º *Massage : sec ou humide*. — Sec, il est local ou général. Dans le premier cas, il comprend le massage gastrique et intestinal, le massage destiné à combattre les lésions musculaires (atrophies), osseuses (fractures), articulaires (raideurs, ankyloses, entorses, luxations, etc.), à provoquer la résorption des tophi de la goutte, dans les névralgies, dans l'obésité (suivant le procédé de Schveninger), etc. Le massage sec général peut être ordonné à titre hygiénique pour remplacer l'exercice physique chez des personnes impotentes ou qui sortent peu, dans toutes les maladies de la nutrition, comme excitant et stimulant chez les malades anémiés, débilités, chez les convalescents.

Le massage humide peut se faire sous l'eau d'une baignoire, ou sous la douche. Ce dernier moyen est depuis quelques années fort couru à Vichy, depuis l'installation des appareils Berthe, et porte le nom de « douche-massage de Vichy » : sous une série de douches chaudes, en jet, en pluie ou en lames, données à des pressions et à une distance variables, le patient étendu sur un matelas à eau, est soumis aux pratiques de deux masseurs. Le plus ordinairement on demande à la douche-massage une action générale sur tout l'organisme et la plupart de ses fonctions, sur la nutrition. Ce procédé thérapeutique est fort souvent utilisé chez les arthritiques. Dans certains cas, la douche-massage restant générale, le massage porte plus particulièrement sur un point localisé, principalement les articulations, les tophi, et surtout dans toutes les lésions articulaires chroniques du rhumatisme qui en retirent de très grands bénéfices.

En effet, dans l'action des douches-massages, ce n'est pas la composition de l'eau qui intervient, elle est un facteur tout à fait négligeable. Les éléments importants sont la chaleur, la pression et le massage. Aussi ne faut-il pas s'étonner qu'à Vichy on obtienne par ce moyen des résultats semblables à ceux d'Aix ; Vichy offre, à ce point de vue, les mêmes conditions de succès. C'est d'ailleurs ce qu'on en peut déduire de l'appréciation suivante du professeur Soulier : Aix-en-Savoie, dit-il dans son Traité de thérapeutique, est aussi peu sulfureux que possible, ce n'est guère qu'une eau chaude indifférente. D'ailleurs, dix fois plus sulfureux qu'il n'est, Aix n'agirait pas mieux. Mais ces éléments : eau chaude abondante, avec une pression qui permet de la donner en douches à profusion, massage consciencieusement exécuté, suffisent à l'explication des succès. « Aix-en-Savoie. c'est de l'hydrothérapie chaude. » (Soulier). Or, ces trois conditions, chaleur, pression, massage, sont réalisables un peu partout, en dehors de toute station thermale. A Vichy spécialement, elles se trouvent réalisées. Signalons à ce propos la découverte toute récente d'une source minérale dont la température est de 62 degrés environ, et la construction très prochaine d'un nouvel établissement de 1re classe, où l'installation de tous ces procédés thérapeutiques sera faite, nous l'espérons, d'après les dernières données scientifiques. Dans le même ordre d'idées, notons la modification qu'on a fait subir aux massages sous l'eau d'Aix, et qui a donné naissance à l'appareil de M. Berthe, auquel nous reconnaissons les avantages principaux suivants : position couchée du malade, résolution musculaire complète ; — au lieu de simples irrigations, douches multiples permanentes, en jet, en pluie ou en lames, sur toute la surface du corps, pendant toute l'opération ; — liberté complète des mouvements des masseurs.

Toutes ces conditions réunies font que Vichy peut prétendre au traitement des rhumatisants chroniques (d'autant mieux que ces malades présentent parfois des manifestations arthritiques justiciables au premier chef de la cure hydro-minérale), et de toutes les lésions articulaires ou autres, musculaires, etc., susceptibles d'être traitées par les massages.

5° *Gymnastique suédoise. Exercices physiques.* — Leur action physiologique sur l'état général est bien connue, nous n'insistons pas.

6° *Le mécanothérapie*, dont l'emploi commence à s'introduire en France, et dont le Dr Lagrange (de Vichy) étudiait l'an dernier, dans le Journal des maladies de la nutrition, les effets et les indications thérapeutiques. Vichy en possédera une installation sous peu, croyons-nous.

7° *L'électrothérapie*, dont l'Institut hydrothérapique du Dr Berthommier présente une installation spéciale.

a) Bains hydro-électriques, avec courants alternatifs, employés avec succès dans les douleurs erratiques, les troubles trophiques musculaires, les névralgies, etc.

b) Bain ou douche statique, franklinisation. On y ajoute pendant les séances, les effluves et les étincelles localisées sur le front, le long de la colonne vertébrale, au niveau de l'épigastre. Ce mode d'application de l'électricité produit des effets remarquables chez les nerveux, principalement les hystériques, les neurasthéniques ; très rapidement il dissipe l'insomnie, la céphalée, les douleurs lombaires, l'asthénie musculaire, les troubles gastriques, etc. La neurasthénie des nepro-arthritiques est justiciable de l'électrisation statique associée au procédé suivant.

c) Courants alternatifs de haute fréquence (solénoïde, lit condensateur). Leurs effets portent sur l'état général et les phénomènes de nutrition ; il y a suractivité plus grande des combustions organiques comme le montre le rapport uréo-urique, amélioration de la diurèse et élimination plus facile des excreta. Les résultats cliniques obtenus sont la restauration progressive de l'état général, le relèvement des forces et de l'énergie, le réveil de l'appétit ; le sommeil, la digestion s'améliorent, la gaieté reparaît, ainsi que la résistance au travail et la facilité pour la marche (Apostoli et Berlioz). Les ralentis de la nutrition, tous les débilités à un titre quelconque se trouvent très bien de l'emploi de ces courants. L'arthritisme dans toutes ses manifestations, le diabète, l'obésité, le rhumatisme chronique, l'anémie et la chloro-anémie sont très favorablement influencés.

8° *Inhalations d'oxygène.* — A côté des inhalations d'acide carbonique, on a disposé à Vichy une salle d'inhalation d'oxygène. Nous n'insistons pas sur la valeur de cet agent thérapeutique, pas plus que sur les indications de son emploi dans les maladies de la nutrition.

CHAPITRE II

Maladies soignées à Vichy.

Si nous voulions faire une étude complète de ces affections à Vichy, il serait rationnel de suivre les indications qui découlent : 1º des effets généraux ; 2º des effets localisés, électifs, des eaux minérales. Nous voulons au contraire donner seulement quelques considérations sur le mode d'action du traitement hydrothermal et sur les résultats obtenus dans chaque maladie, aussi nous contenterons-nous de prendre isolément chacune d'elle.

Les *arthritiques* sont nombreux dans la clientèle de la station. Tantôt c'est contre les manifestations importantes de cette diathèse, considérées comme entités morbides (diabète, obésité, goutte, etc.), que la médication est instituée. Tantôt elle vise plus spécialement l'état diathésique, qui ne s'accompagne encore que de symptômes moins sérieux. On voit des individus, fils d'arthritiques, gros sans être obèses, éliminant de l'acide urique en excès sans être goutteux ni graveleux, forts mangeurs, un peu buveurs, ayant des occupations sédentaires, faisant peu ou pas d'exercice, et qui ne se plaignent que de quelques malaises, souvent vagues et passagers, troubles gastro-intestinaux, lésions cutanées peu étendues, migraines, névralgies, hémorroïdes, etc. Chez ces malades, la cure de Vichy (boissons en quantité modérée, et aussi traitement externe avec la plupart de ses ressources adjuvantes) donne de très bons résultats en stimulant toutes les fonctions organiques et en régularisant la nutrition. Les migraineux sont bien améliorés (1), souvent par amélioration des fonctions digestives. Les névralgies réclament en plus les bains et douches d'acide cabonique, l'électrisation (effluves dans le bain statique général). Contre les affections cutanées, les arthritides (eczéma, furoncles), on

(1) Voir les résultats obtenus par P. Gallois dans la migraine sous l'influence du bicarbonate de soude. (Soc. de thérapeutique, 8 février 1899).

emploie avec avantage les bains prolongés d'eau minérale. Dans la pharyngite granuleuse, que l'on rencontre chez les arthritiques, le traitement local par les douches d'acide carbonique, joint au traitement général par les eaux en boisson, a des effets favorables, souvent curatifs.

Dans le cours de la saison 1898, nous avons observé un malade ayant eu autrefois des coliques hépatiques, et atteint depuis plusieurs années de bronchite pseudo-membraneuse ; on trouvait de l'acide urique en excès dans les urines. Le traitement, qui dura près d'un mois, comportait uniquement l'ingestion de l'eau minérale, et amena une amélioration considérable, presque une guérison de l'affection pulmonaire, qui paraissait bien une manifestation de l'arthritisme.

Nous signalerons ici encore la glycosurie arthritique : chez ces malades, ayant présenté ou non des manifestations de la diathèse, on voit parfois sous l'influence d'un écart de régime, d'une fatigue, d'une secousse morale ou d'une autre cause, apparaitre dans l'urine d'une façon passagère, parfois intermittente, une quantité de sucre généralement faible, variable d'un jour à l'autre, et ne s'accompagnant pas de symptômes diabétiques. Là encore le traitement hydro-thermal a de très bons effets ; associé au régime alimentaire, il fait disparaitre rapidement la glycosurie, puis s'attaque à la diathèse, améliore le mode de nutrition générale, et comme dans tous les cas cités plus haut, éloigne la possibilité de l'apparition des manifestations plus graves que nous allons examiner maintenant.

Diabète. — Le diabétique gras, arthritique, est le malade qui retire les bénéfices, sinon les meilleurs, du moins les plus apparents, de la cure de Vichy. C'est précisément chez ces malades que nous avons remarqué de la façon la plus nette, en même temps que l'amélioration marquée de l'état général et de toutes les fonctions, de l'état local suivant les circonstances, le retour de l'urine à un taux normal, ou très voisin, pour l'ensemble de ses éléments diversement modifiés auparavant. L'eau de Vichy tend à ramener l'organisme à un état anatomique et physiologique, c'est-à-dire fonctionnel, de plus en plus rapproché de l'état normal.

Soulier dit : « J'élève le traitement du diabète sucré par Vichy à la hauteur d'une médication spécifique. » C'est peut-être un peu trop. L'on observe en effet couramment à Vichy, et très rapidement, la diminution ou la disparition du sucre, l'atténuation marquée de tous les symptômes classiques, de la congestion hépatique, l'amé-

lioration de l'état général, la reprise de l'embonpoint, le retour
des forces ; les fonctions de la peau retrouvent leur activité anté-
rieure, les excreta urinaires indiquent une nutrition meilleure. Mais
ce n'est là, le plus généralement, qu'une amélioration, et après un
certain temps, variable avec la patience du sujet à suivre un
régime alimentaire et une bonne hygiène, les symptômes reparaissent, en même temps que l'urine se charge de glucose. En
somme, on obtient des effets palliatifs, mais qui sont remarquables ; et nombreux sont les malades qui viennent régulièrement
tous les ans ou tous les deux ans faire, par une saison à Vichy, une
provision de santé relative pour les périodes intermédiaires.

Dans le traitement du diabète, on doit chercher à empêcher la
formation du sucre et à détruire celui qui est formé. Les eaux alcalines répondent à ces deux indications : on sait que les alcalins
agissent comme excitateurs de la glycolyse, activent les oxydations, et que d'autre part ils ralentissent la formation du sucre aux
dépens du glycogène. Le traitement externe et les ressources adjuvantes, principalement exercices au grand air, massages, inhalations d'oxygène, électrothérapie, etc., contribuent à la destruction du sucre, et par leur action générale à améliorer la nutrition.

Mais cette influence de la cure de Vichy s'amoindrit à mesure
qu'apparaissent des complications graves du diabète, et que les
malades tendent à la cachexie ; et ces circonstances défavorables
arrivent à constituer des contre-indications absolues. Pour les
complications cutanées, éruptions et inflammations de la peau,
furoncles, angioleucyte, onyxis, même plaques limitées de gangrène et anthrax peu volumineux, les bains minéraux prolongés,
unis au traitement, donnent de bons résultats : la gingivite est
améliorée aussi par l'action locale de l'eau minérale. Ce sont surtout la tuberculose pulmonaire, l'albuminurie, la cachexie, qui
obligent à un traitement hydro-minéral prudent et surveillé, ou
même réclament l'abstention.

Dans la tuberculose des diabétiques, les avis sont partagés ; certains médecins prétendent que la cure n'est contre-indiquée à
aucune période, même s'il y a des hémoptysies, et en auraient
obtenu de bons résultats contre le diabète lui-même ; d'autres
pensent et agissent d'une façon contraire. En général, toute tuberculose qui n'est pas essentiellement torpide, à marche lente, à tendance fibreuse marquée, est une contre-indication des eaux de
Vichy. Dans le cas particulier, à la première période d'une tuberculose lente, sans tendance à l'éréthisme, le traitement thermal est

indiqué, et on peut en espérer une action favorable sur la marche
de l'affection pulmonaire, précisément par le fait de l'amélioration
du diabète et du relèvement de l'état général. Mais si la tuberculose revêt une allure aiguë, si les lésions sont plus accentuées, s'il
survient de la congestion faisant redouter une hémoptysie, les succès deviennent très douteux, et parfois font place à des accidents ;
il y aurait ici contre-indication, ou tout au moins nécessité d'une
prudence extrême du traitement, d'une surveillance continue du
malade, de l'emploi de doses faibles d'eaux peu excitantes.

De même, pour l'albuminurie des diabétiques, il faut distinguer
des degrés ; ces malades commencent en effet par être de simples
albuminuriques, pour finir souvent brightiques. Au début, la cure
de Vichy est formellement indiquée, et donne de très bons résultats en diminuant la glycosurie et supprimant l'irritation rénale, et
aussi par l'action de l'eau minérale elle-même sur l'organe excréteur. On devra ajouter aux eaux chaudes des eaux fraiches ou
froides, et préférer l'hydrothérapie aux bains. Si la quantité d'albumine est plus élevée, de 2 à 3 grammes par jour, et surtout si la
présence de ce corps est constante, il faudra modifier l'alimenta-
tion, et par intervalles traiter directement l'albuminurie, prescrire
le régime lacté ; le traitement hydro-minéral est ordonné, mais en
général l'amélioration n'est pas considérable. Enfin, lorsqu'on a
affaire à un brightique, c'est l'affection rénale qui passe au premier plan et qui commande le traitement ; la cure thermale semble n'être plus de mise. Cependant certains médecins prescrivent
là encore la médication alcaline, dont ils auraient retiré des avantages, à moins toutefois qu'il n'y ait des complications, œdèmes,
etc. Nous verrons plus loin que, d'après certains auteurs, l'albuminurie, d'une façon générale, peut être améliorée par le traitement
de Vichy.

C'est dans le diabète gras seulement qu'on peut espérer des améliorations considérables et des guérisons temporaires. Néanmoins
la cure alcaline de Vichy peut être prescrite aux diabétiques mai-
gres, pancréatiques ou nerveux, même à marche très aiguë et dans
les formes graves. Sous l'influence des eaux, de l'hydrothérapie et
de diverses ressources thérapeutiques adjuvantes, ils obtiennent
rapidement d'heureuses modifications dans leur état, l'atténuation
des symptômes principaux, de la soif, de la polyurie ; l'appétit
reparaît, l'amaigrissement s'arrête, les forces reviennent sensiblement, enfin le sucre diminue. Mais dans ces cas l'amélioration
n'est que momentanée, il y a un temps d'arrêt dans l'évolution de

la maladie, qui reprend son cours bientôt après la cessation du traitement, et le pronostic n'en reste pas moins sombre. Cependant nous avons vu, deux ans de suite, un jeune diabétique dont l'existence paraissait être limitée à quelques mois à peine, et qui s'est présenté à nous, la seconde année, avec un état général sensiblement meilleur qu'à sa première visite.

Dans le diabète insipide, la médication alcaline modérée et le traitement hydrominéral auraient une heureuse influence.

Goutte. — Autre manifestation importante de l'arthritisme, la goutte est, au même titre, justiciable de la cure de Vichy. Les meilleurs résultats sont obtenus dans la goutte franche, régulière, quand les troubles morbides restent localisés aux articulations, et quand des manifestations viscérales importantes n'ont pas encore apparu. L'eau de Vichy agit sur l'état diathésique en améliorant la nutrition profonde, et aussi en stimulant les fonctions digestives ; elle diminue l'uricémie en prévenant la formation exagérée de l'acide urique, en favorisant et augmentant la destruction, la dissolution et l'élimination de ce produit et de tous les déchets organiques, elle augmente la solubilité des dépôts uratiques et des productions tophacées. Il en résulte une amélioration notable de la santé générale, et l'atténuation de l'intensité, de la durée, en même temps que l'éloignement des accès aigus ; la cure prévient même leur retour pendant un temps assez long, si les malades s'astreignent à un régime et à une hygiène favorables. Le traitement externe a aussi son importance : il consiste surtout en massages, applications d'eau chaude (douches-massages de Vichy), bains de vapeur, de chaleur sèche, d'acide carbonique ; immersions, bains courts tempérés seulement chez les malades non prédisposés aux retours des attaques.

Dans la goutte aiguë, au moment des accès douloureux, il faut s'abstenir du traitement thermal, qui ne doit être ordonné qu'après un temps assez long ; il n'est pas rare en effet de voir reparaître les crises sous l'influence d'une cure mal conduite ou trop précipitée. Les bains d'acide carbonique peuvent être utiles dans ces cas aigus.

Dans la goutte subaiguë, le traitement doit être prudent et très surveillé, principalement les pratiques externes.

C'est surtout dans la goutte articulaire chronique régulière, lorsque les manifestations tendent à revêtir un caractère continu, que les résultats immédiats sont très marqués. La cure a d'abord une action favorable sur l'état général ; mais son action résolutive sur les lésions articulaires est considérable : les fluxions articulaires et les phénomènes douloureux s'atténuent et disparaissent, les engorgements et les douleurs péri-articulaires, le long des gaines tendineuses, diminuent puis disparaissent, il en est de même pour les tophi; les mouvements des jointures deviennent plus faciles, la force et l'usage des membres reparaissent.

Lorsque les malades présentent des manifestations viscérales sérieuses, dans les formes asthéniques de la goutte, dans les formes anormales, la cure de Vichy n'a pas toujours de bons effets ; elle est même contre-indiquée lorsqu'on a affaire à des complications atteignant les viscères importants telles que : artério-sclérose, lésions cardiaques et valvulaires non compensées, angine de poitrine, tendance aux congestions cérébrales, congestion pulmonaire ; si la cachexie a fait son apparition, il faut aussi renoncer au traitement thermal.

Au contraire, la cure faite prudemment a de bons effets aux cas d'accidents gastriques, souvent très accentués chez les goutteux, de congestion hépatique, ou lorsque la goutte est accompagnée d'un état marqué d'excitation et d'érétbisme général. Le rhumatisme goutteux profite surtout des moyens thérapeutiques externes que nous avons cités.

L'albuminurie simple des goutteux s'atténue et même disparaît sous l'influence du traitement, comme chez les diabétiques ; mais s'il existe des symptômes de néphrite interstitielle avec de l'artério-sclérose, les résultats sont nuls, et il est préférable de s'abstenir pour éviter des accidents.

Obésité. — Des résultats considérables sont difficilement obtenus à Vichy, néammoins un traitement prolongé avec des doses d'eau un peu élevées a de très appréciables effets, dans les cas d'obésité diathésique principalement. La cure alcaline corrige les désordres de la nutrition, stimule toutes les fonctions de l'organisme, surtout les fonctions digestives, et provoque une meilleure utilisation des matériaux d'apport, par suite elle empêche la formation en excès de la graisse ; d'autre part en activant les combustions elle contribue à détruire la graisse déjà accumulée. Elle améliore la santé générale des malades, et les met en état de mieux profiter du régime alimentaire et du traitement externe ; l'exercice progressif au grand air, l'hydrothérapie froide, les bains chauds prolongés, les bains de vapeur, les inhalations d'oxygène, la mécanothérapie, le massage suivant la méthode de Schveninger, les massages sous l'eau chaude, l'électrothérapie par les courants de haute fréquence, peuvent être employés au cours du traitement.

Sous l'influence de la cure, surtout si elle est prolongée, les malades, tout en ayant un très bon état général, arrivent à perdre plusieurs kilogrammes, ils marchent mieux, le fonctionnement du cœur et des poumons est plus facile, par le fait de la diminution de la surcharge adipeuse intra-thoracique. Les troubles dyspeptiques, la congestion chronique du foie, fréquemment observés chez les obèses, sont aussi très améliorés.

Dans ces cas encore, l'amélioration ne se maintient pas très longtemps, surtout si la cure alcaline a été modérée et si les malades abondonnent trop rapidement les règles hygiéniques et diététiques qui leur avaient été formulées.

Lithiase biliaire. — Bien que, ces dernières années, la théorie microbienne de la formation des calculs biliaires ait apporté de solides preuves expérimentales, nous laissons cette affection à la suite des maladies diathésiques, en raison de leur parenté, et parce que, chez certains lithiasiques, il est difficile de ne pas admettre pour une part l'influence d'une cause générale ; de plus, le traitement thermal paraît agir de la même façon. D'après certains auteurs en effet, les eaux de Vichy font passer rapidement à l'état alcalin les liquides acides de l'économie ; la bile redevient alcaline, plus fluide, et circule plus facilement, la cholestérine et la bilirubine sont constamment maintenues en dissolution et n'ont plus tentance à former des calculs.

Quoi qu'il en soit, les résultats de la cure alcaline sont souvent merveilleux ; il est fréquent de voir des malades ne plus présenter une seule colique hépatique après leur première saison à Vichy, et la guérison est consolidée par une ou deux saisons les années suivantes. Mais la guérison n'est souvent pas complète, car malgré la disparition des coliques hépatiques, il persiste parfois un endolorissement et un léger gonflement du foie, sujet à quelques poussées subaiguës, et le traitement de Vichy semble avoir difficilement prise sur cet état de la glande hépatique.

Le plus habituellement, cependant, la disparition des coliques hépatiques ne s'observe qu'au bout de plusieurs cures, deux, trois, ou même davantage ; mais auparavant le bénéfice obtenu est notable, et comporte la diminution de fréquence de ces manifestations douloureuses qui ne reviennent plus qu'à de longs intervalles, ainsi que la diminution de leur intensité et de leur durée.

Les effets immédiats du traitement hydro-minéral sont une amélioration rapide des fonctions digestives et de l'état général, une diminution de la congestion du foie, et une tendance à l'expulsion des calculs. Cette expulsion des calculs ne constitue pas toujours une colique hépatique ; plusieurs médecins ont constaté, à la fin d'une saison thermale effectuée sans le moindre incident, la disparition de calculs qu'ils avaient perçus à l'intérieur d'une vésicule très grosse. Souvent aussi on obtient la disparition complète des manifestations lithiasiques sous l'influence d'une cure qui n'a provoqué aucune colique hépatique.

Assez fréquemment néammoins, pendant ou peu après la saison thermale, on observe une ou plusieurs de ces crises douloureuses. Aussi est-il recommandé de prendre les eaux le plus loin possible des dernières coliques et à une période de calme. Toutefois, dans certains cas d'accès de coliques hépatiques pour ainsi dire subintrantes, se produisant à quelques jours à peine d'intervalle, parfois même tous les jours ou tous les deux jours, avec gonflement considérable du foie, on se trouve bien d'ordonner un traitement mitigé, suivi avec prudence, et à des sources peu capables de provoquer l'excitation de la glande hépatique ; c'est ainsi que les eaux de l'Hôpital, pendant un jour ou deux, unies à celles de la source Chomel, puis celles-ci seulement laissent diminuer et s'espacer les crises douloureuses ; les malades peuvent faire ensuite une période de traitement sans colique, et dont ils retirent de grands bénéfices.

Les symptômes qui accompagnent la colique hépatique si elle est récente, disparaissent rapidement ; l'appétit revient très vite, et la reprise de l'embompoint antérieur est rapide.

Certaines complications sont aussi très favorablement modifiées, la fièvre intermittente hépatique, certains faits d'ictère chronique, le catarrhe des voies biliaires. L'obstruction calculeuse du cholédoque a pu être dans quelques cas vaincue par une cure prolongée avec de fortes doses d'eaux, qui déterminent une excitation de la contractilité de l'appareil biliaire, laquelle augmente la force d'expulsion derrière le calcul.

Le traitement consiste principalement en l'ingestion d'eaux chaudes (Grande-Grille), et en l'emploi des bains minéraux quotidiens ; parfois on y ajoute l'hydrothérapie.

Lithiase urinaire. — Des considérations analogues s'appliquent en grande partie à la lithiase urique. L'action générale profonde des eaux de Vichy empêche la formation en excès de l'acide urique et favorise sa destruction ; leur action plus locale serait la dissolution de ce corps et l'élimination des sédiments uratiques, du sable et des graviers. Il y a tout d'abord une sorte de nettoyage mécanique de l'appareil urinaire : Chez des arthritiques divers, ayant un excès d'acide urique, nous avons observé dès les premiers jours du traitement comme une débâcle d'acide urique et d'urates, les urines sont troubles, très chargées, et laissent un dépôt briqueté abondant; puis rapidement elles deviennent claires, limpides, sont plus abondantes, et à la fin de la cure l'analyse révèle un taux normal d'acide urique.

Il y a donc tendance à l'entraînement des dépôts et par conséquent au retour des coliques néphrétiques. Aussi le traitement thermal doit-il être prescrit loin des accès.

Depuis longtemps les eaux froides ont la réputation d'agir sur le rein, et les sources des Célestins sont le rendez-vous des malades de cette catégorie ; l'eau diurétique de la source du Parc (avec son sulfate de chaux) serait aussi indiquée dans ce cas. Mais l'augmentation de la sécrétion urinaire, la dissolution et l'élimination de l'acide urique, l'expulsion des concrétions ne sont pas les seules indications du traitement ; il faut empêcher la production de l'excès d'acide urique, et ce sont les eaux chaudes qui devront être ordonnées, car elles ont une action beaucoup plus marquée sur les transformations profondes des éléments de la nutrition intime des tissus et des organes, et modifient dans un sens favorable tous ces phénomènes importants de la vie cellulaire. Il faut noter ici l'action congestive sur le rein des eaux froides qui seront données avec prudence, et on insistera concurremment sur l'emploi des eaux chaudes.

Le régime alimentaire, l'exercice physique modéré, des bains ou des douches tempérées compléteront le traitement.

Dans le cours de la cure thermale, s'il existe des douleurs lombaires, s'il y a de la tendance à l'irritation rénale, de la dysurie, avec des urines louches, les eaux froides exposent à l'exaspération de ces symptômes ; il faut alors avoir des ménagements, diminuer la quantité d'eau, donner des bains minéraux prolongés chauds. Le traitement sera suspendu et le malade gardera le lit s'il y a des hématuries.

Les résultats de la cure sont la disparition de l'excès d'acide urique et des graviers. Dans la suite, les coliques néphrétiques sont plus espacées, et le plus souvent moins longues et moins aiguës. Après deux ou trois cures, elles sont supprimées, et les malades n'éprouvent plus guère que de vagues douleurs dans la région lombaire à la suite d'un fait occasionnel, écart de régime ou autre.

Divers auteurs avaient noté une action dissolvante très marquée in vitro des eaux de Vichy sur les calculs uriques ; mais dans l'organisme elles n'ont aucune action. A la suite d'une intervention chirurgicale, la cure hydro-minérale peut rendre de grands services en prévenant la formation de nouveaux calculs et en agissant sur le catarrhe des voies urinaires.

Nous parlerons des gravelles oxalique et phosphatique pour dire seulement que les avis sont partagés. Les eaux de Vichy, alcalinisant l'urine, favorisent le dépôt de nouvelles couches autour des calculs déjà formés. Mais l'eau des Célestins introduisant dans l'organisme des doses élevées d'acide carbonique, augmente l'acidité de l'urine qui élimine CO_2 en nature, et possède grâce à cet excès d'acide carbonique libre une action dissolvante sur les phosphates terreux ou ammoniaco-magnésiens qui ont été précipités dans les voies urinaires sous l'influence d'une alcalinité soit générale, soit locale.

Rhumatisme chronique. — Quelle que soit sa nature, cette affection est sous la dépendance d'un état diathésique qui a certains liens de parenté avec les maladies arthritiques. Dans les diverses formes du rhumatisme chronique, on peut voir un trouble nutritif général qui est justiciable de la cure de Vichy. On voit en effet des rhumatisants, qui suivent le traitement minéral pour une maladie de foie, d'estomac ou autre, retirer de grands bénéfices de l'ingestion des eaux. Le traitement interne par les eaux alcalines s'impose aussi dans certains cas qui se rapprochent des manifestations diathésiques goutteuses, lorsque l'acide urique est abondant dans l'urine.

Mais le facteur principal de la cure thermale, c'est le traitement externe, hydrothérapie et massage, et dans ces pratiques la thermalité, avec le massage, est l'agent qui intervient le plus efficacement, la composition de l'eau est à négliger. La station de Vichy réunit toutes les conditions désirables et toutes les ressources nécessaires pour appliquer ce traitement complet et pour obtenir des résultats très favorables. Ces ressources thérapeutiques comprennent la douche-massage de Vichy dont nous avons signalé déjà les avantages, les bains minéraux chauds, les bains et douches d'air chaud sec, de vapeur chargée ou non de substances médicamenteuses, bains thermo-résineux, bains et douches d'acide carbonique.

L'ensemble de ces manipulations thérapeutiques donne de très bons effets immédiats dans toutes lésions articulaires chroniques du rhumatisme, empâtement, gonflement, rétractions tendineuses, adhérences, douleurs articulaires ou péri-articulaires, etc. Ces effets sont très marqués dans le rhumatisme chronique simple, succédant au rhumatisme aigu ou chronique d'emblée; dans les formes plus intenses, plus profondes, polyarthrite déformante, rhumatisme noueux, les succès sont très atténués. Mais d'une façon générale la cure thermale donne des résultats sérieux et persistants.

Neurasthénie. — On obtient souvent dans cette affection des effets remarquables. L'action favorable de la cure de Vichy s'exerce de façons diverses. Ou bien elle détermine une amélioration des phénomènes névropathiques par la guérison des troubles fonctionnels de certains organes, point de départ de la maladie (neurasthénie gastrique, hépatique, utérine, etc.); ou bien l'état nerveux est amélioré directement, et par suite tous les symptômes secondaires s'atténuent et disparaissent.

Le traitement par l'eau minérale a des effets évidents : il amène d'abord une amélioration des fonctions digestives, avec stimulation de l'appétit, excitation de la sécrétion chlorhydro-peptique et de la motricité gastrique le plus souvent déprimées chez ces malades ; il y a de plus suractivité des phénomènes intimes de la nutrition, stimulation et relèvement de l'état général ; or, dans ces cas, améliorer la nutrition, c'est améliorer l'état nerveux.

Les neurasthéniques retirent aussi de grands avantages de toutes les ressources du traitement externe, hydrothérapie et surtout électrothérapie. La franklinisation donne en effet des résultats importants et très rapides : après quelques séances, l'insomnie, la céphalée, les douleurs névralgiformes, la rachialgie, les troubles gastriques, l'asthénie musculaire s'atténuent et disparaissent, l'état général se relève, la gaieté revient.

N'oublions pas aussi l'influence du milieu, des distractions, du genre de vie nouveau, etc.

Parallèlement, les *hystériques* obtiennent d'heureux effets par une saison à Vichy. Ils trouvent là, très bien installées, toutes les pratiques de l'hydrothérapie : et un traitement modéré d'eau minérale à l'intérieur contribue à la guérison en améliorant la nutrition générale.

Paludisme. — Les paludéens viennent très nombreux à Vichy et se trouvent fort bien de la cure. Le traitement hydro-minéral agit sur l'état général, améliore les fonctions digestives et la nutrition, combat l'anémie, fait renaître les forces, et sur les manifestations locales de l'affection, principalement 'la congestion du foie et de la rate dont le volume diminue en même temps que les douleurs à leur niveau disparaissent.

Si les accès de fièvre ne sont pas très éloignés, le traitement sera prudent et modéré au début, pour éviter leur retour.

Intoxications chroniques (alcool, morphine, plomb, etc.). — On obtient également ici des résultats très satisfaisants : sous l'influence de l'eau minérale en boisson, l'état général se remonte, les symptômes s'amendent, les troubles gastriques et intestinaux cèdent, la congestion hépatique s'affaisse; dans certains cas, l'élimination du poison est favorisée par l'augmentation des sécrétions (urines, sueurs, etc.); ces effets sont dus aussi à l'action tonique du traitement externe, surtout hydrothérapie.

Anémie (idiopathique ou symptomatique). — Ces malades sont très améliorés par la cure minérale de Vichy, qui montre là son action reconstituante. Les eaux stimulent l'appétit, améliorent les fonctions digestives, activent les oxydations et les échanges, rendent plus parfaits les phénomènes intimes de la nutrition, augmentent le nombre des globules rouges; les sources Lardy et Mesdames ajoutent l'action spécifique du fer et de l'arsenic, qu'elles renferment à doses plus élevées que les autres sources. Le traitement externe, hydrothérapie, massages, gymnastique suédoise, exercices au grand air, inhalations d'oxygène stimulent l'état général et tonifient l'organisme.

Nous pouvons signaler ici les résultats obtenus chez tous les *convalescents* de maladies aiguës ou chroniques, principalement après les maladies contractées dans les pays chauds, chez tous les débilités non lymphatiques. C'est de la même façon qu'agit dans ces cas la cure de Vichy.

Entéroptose. — Rappelons seulement que la médication alcaline constitue un des quatre points du traitement de cette affection; les trois autres sont, on le sait, la ceinture, le régime carné et les purgatifs.

Maladies de l'estomac. — Les malades de cette catégorie viennent à Vichy en grand nombre. Que tous en repartent guéris, nous ne le prétendons pas; mais beaucoup le sont, d'autres très améliorés, enfin chez quelques-uns l'état reste stationnaire. Nous ne parlons pas bien entendu des affections gastriques sur lesquelles l'eau minérale ne peut évidemment avoir aucune action (lésions dégénératives profondes, cicatrices, sténoses mécaniques, etc.).

D'une façon générale, rappelons l'action eupeptique et digestive des eaux. Elle se fait sentir rapidement chez la plupart des malades, et elle suffit à faire disparaître les troubles gastriques dépendant d'un état névropathique, ou survenant chez les arthritiques, les goutteux, ou encore au cours de diverses autres affections, la colique hépatique, par exemple. Tous ces malaises, digestion lente et pénible, pesanteur, sensation de plénitude, gonflement épigastrique, etc., qui persistent plusieurs heures après les repas, s'atténuent et disparaissent rapidement sous l'influence de l'eau de Vichy, qui agit en activant la digestion, en excitant la contractilité stomacale et en provoquant l'évacuation plus rapide dans l'intestin.

Dans l'*hyperchlorhydrie*, nous avons vu précédemment que les alcalins à fortes doses saturent d'abord l'acidité gastrique, mais qu'ils agiraient ensuite par excitation de la fonction sécrétoire, provoquant une sécrétion plus abondante et plus riche en acide chlorhydrique. Le résultat final serait alors une exagération de l'hyperchlorhydrie. Et en effet, nous avons observé, chez quelques-uns de ces malades, que les eaux ingérées régulièrement et presque uniquement après les repas, pendant la période digestive, au moment de l'apparition des douleurs, n'étaient nullement favorables, laissaient l'état stationnaire ou même parfois provoquaientune légère exacerbation des symptômes pendant quelques jours. Ce seraient là les effets de l'action locale des alcalins.

Mais certains auteurs ont noté qu'après ce premier effet d'augmentation de la sécrétion chlorhydrique, les doses fortes et prolongées de bicarbonate de soude amènent de la dépression et une diminution de l'activité sécrétoire, action que nous avons rapportée plus haut. Faut-il attribuer ce fait à la fatigue des glandes, ou à l'action sédative sur les filets sensitifs de la muqueuse de l'acide carbonique dégagé, ou à l'alcalinisation plus grande du sang qui fournit aux glandes les éléments primordiaux de leur sécrétion ? Toujours est-il que la médication alcaline longtemps suivie diminue l'activité de la sécrétion gastrique, par suite l'hyperchlorhydrie.

Il faut tenir compte, dans ces phénomènes, non seulement de l'action locale ou réflexe des alcalins, mais aussi de leur action générale profonde sur l'organisme tout entier. Et, en effet, nous avons constaté que les hyperchlorhydriques obtiennent des améliorations notables, lorsqu'ils prennent les eaux de Vichy suivant la méthode habituellement employée pour le traitement de toutes les maladies justiciables de la station, c'est-à-dire à jeun et en dehors des périodes digestives, dans le but de les faire absorber le plus complètement possible et d'obtenir ainsi l'action modificatrice des alcalins sur les humeurs, le sang, les organes et leur fonctionnement. En somme la cure hydro-minérale de Vichy agit dans ces cas en ramenant les fonctions et les sécrétions de l'organisme, la sécrétion gastrique en particulier, à un état plus voisin de l'état physiologique antérieur.

Nous ne voulons pas dire toutefois qu'il ne faille pas donner du bicarbonate de soude ou des eaux de Vichy de deux à quatre heures après les repas, au moment de l'apparition des violentes douleurs des hyperchlorhydriques. Ces alcalins seront alors ingérés à doses suffisantes pour saturer l'acidité du contenu stomacal. Les effets de l'ingestion des eaux de Vichy, dans ces conditions, sont la suppression des douleurs et de l'irritation de la muqueuse ; l'acide carbonique dégagé ajoute son action analgésique, de plus il excite la motricité gastrique ; la température des eaux chaudes agit dans le même sens ; la digestion est activée et l'évacuation de l'estomac se fait plus rapidement.

La cure de Vichy peut ainsi donner de très bons résultats dans l'hyperchlorhydrie. Le régime alimentaire et le traitement externe contribuent aussi à l'amélioration de l'état local et de l'état général. Chez les grands hyperchlorhydriques cependant l'amélioration n'est parfois que peu considérable.

Pour l'*hypersécrétion* on peut obtenir des résultats qui se rapprochent des précédents, mais qui souvent sont moins marqués.

L'*ulcus* peut être traité de même façon, avec prudence et modération, tout en respectant les indications particulières à cette affection. Le traitement sera surveillé de très près si l'on craint les hémorrhagies ou d'autres accidents graves.

L'*hypochlorhydrie* est ordinairement secondaire à diverses affections gastriques, ou bien elle est un symptôme passager chez les malades déprimés, et surtout chez les névropathes, les neurasthéniques ; on sait l'influence des émotions, principalement tristes, déprimantes, sur la fonction stomacale. Les eaux de Vichy, indépendamment du traitement de l'affection causale et des pratiques thérapeutiques externes, amènent une amélioration notable des fonctions digestives ; à petites doses, avant les repas, les alcalins provoquent une excitation de la sécrétion gastrique qui tend à la pepsie normale, un relèvement du processus stomacal, une activité et une rapidité plus grandes du travail digestif, à condition, bien entendu, que la muqueuse et les glandes ne soient pas complètement dégénérées. L'eau minérale favorise également le relèvement de l'état général.

Par les propriétés que nous avons reconnues aux alcalins, il est indiqué d'utiliser les eaux de Vichy, dans le traitement du *catarrhe* de l'estomac, de la *gastrite chronique*. Lorsque l'inflammation chronique de la muqueuse n'est pas trop accentuée, lorsque les lésions ne sont pas trop avancées et ne gagnent pas les tuniques sous-jacentes, la cure donne de bons résultats. L'eau minérale fluidifie, dissout et entraine le mucus qui tapisse la cavité gastrique, modifie localement la muqueuse de l'estomac et des glandes muqueuses, stimule la sécrétion, la tonicité et la contractilité de l'organe, et en fin de compte détermine un relèvement du travail digestif. Le traitement externe comprend ici une indication particulière, c'est le lavage de l'estomac, que l'on pratique sans grande quantité d'eau et sans pression, le malade couché se retournant dans tous les sens; on emploie le plus ordinairement l'eau du Pnits Chomel à une température sensiblement voisine de celle de la source. La gastrite alcoolique surtout peut retirer de ce traitement thermal de grands bénéfices.

Souvent la gastrite chronique est secondaire, sous la dépendance soit d'une maladie générale (goutte, diabète, neurasthénie, etc.), soit d'une affection locale (foie, reins, etc.), et plus particulièrement de certaines affections gastriques, surtout celles qui conduisent à la rétention, et que noùs allons rapidement passer en revue.

Bien que le cancer, quelque soit l'organe sur lequel il se développe, soit de l'avis presque général une contre-indication à peu près absolue de la cure de Vichy, nous croyons devoir dire quelques mots du *cancer gastrique* à propos du catarrhe secondaire qui en est une conséquence. Divers médecins disent obtenir de bons effets sous l'influence du traitement hydro-minéral, d'ailleurs prudent et modéré : l'appétit revient quelque peu, les digestions se font mieux, et même l'état général se relève légèrement. A notre avis, nous estimons que dans ces cas on fait la part trop grande à la gastrite secondaire, négligeant un peu la lésion initiale; nous ne sommes pas convaincu de donner à ces malades un bénéfice suffisant, qui permit de les exposer aux dangers du traitement thermal, car celui-ci est plutôt apte à accélérer qu'à modérer la marche de la maladie. Au cours de la saison dernière, nous avons eu l'occasion de voir, fortuitement, un malade, qui du reste à aucun moment n'avait été soigné par nous, et chez qui les effets les plus défavorables se sont fait sentir après huit où dix jours d'une cure très prudente d'ailleurs et surveillée de près.

Lorsque la *gastroptose* est un peu accentuée, il existe toujours de la stase alimentaire, et de l'irritation de la muqueuse par les résidus stagnants, d'où gastrite secondaire ; on perçoit du clapotage à jeûn, et la pompe retire un liquide muqueux, mais pas de suc gastrique. Avant ou après l'application de la ceinture hypogastrique, les eaux de Vichy ont une action favorable sur l'élément catarrhal chronique surajouté, ainsi que sur la tonicité et la contractilité de l'estomac. L'hydrothérapie, quelques massages sagement pratiqués seront aussi très utiles.

Dans la *dyspepsie nervo-motrice*, dans l'*atonie*, dans la *dilatation gastrique* sans sténose pylorique, la cure de Vichy remplit les mêmes indications et donne les mêmes résultats favorables : elle lutte contre les troubles de la sécrétion et de la motilité, contre le catarrhe secondaire. Le traitement comprend l'ingestion des eaux, l'hydrothérapie, le régime alimentaire. Dans certains cas se montrent des indications particulières, soit le lavage stomacal évacuateur s'il y a de la rétention, soit l'électrisation et le massage gastriques si la tonicité et la contractilité sont très affaiblies.

Dans les cas où le travail digestif s'accompagne d'une masse gazeuse abondante, dans la *dyspepsie flatulente,* les résultats sont également favorables sous l'influence du traitement de Vichy ; dans ces cas particuliers, l'acide carbonique dégagé dans l'estomac après l'ingestion favorise l'expulsion de tous les gaz accumulés, et apporte un soulagement évident aux malades.

L'action analgésique du bicarbonate de soude et de l'acide carbonique explique les bons effets des eaux de Vichy dans les formes douloureuses des troubles gastriques, dans la *gastralgie*. Linossier a insisté sur l'atténuation de ces douleurs gastralgiques survenant assez fréquemment dans diverses affections à la fin de la période digestive.

Affections intestinales. — Elles se rencontrent moins fréquemment à Vichy, et le plus souvent à titre de complications, principalement au cours des affections gastriques. L'action de l'eau minérale s'exerce à peu près de la même façon, localement sur la muqueuse, les sécrétions et la motricité, et par les modifications de l'état général. *Les troubles intestinaux consécutifs aux troubles gastriques* s'améliorent parallèlement, et surtout par le fait du rétablissement des fonctions stomacales. La *dyspepsie intestinale* est souvent associée à la dyspepsie gastrique sous le nom de dyspepsie gastro-intestinale, avec alternatives de diarrhée et de constipation; elle est justiciable de la cure alcaline.

La *diarrhée chronique des pays chauds*, la *dysentèrie chronique* sont bien améliorées par le traitement thermal, si les lésions ne sont pas trop accentuées et si la cachexie n'a pas encore paru. Assez rapidement l'état catarrhal et congestif disparaît, l'état des selles se modifie favorablement, les fonctions digestives s'améliorent, et l'état général bénéficie directement de l'action reconstituante des eaux.

Le traitement consiste en boissons chaudes à doses moyennes, et surtout en bains chauds de longue durée, et en douches ascendantes minérales chaudes.

Dans l'*entérite chronique*, et surtout la *colite muco-membraneuse*, on obtient de bons résultats par ce même traitement. L'état catarrhal et inflammatoire est favorablement modifié, les selles prennent un meilleur aspect; la constipation finit par céder aux irrigations minérales chaudes du gros intestin et aux douches ascendantes rectales. Dans certains cas, les eaux ingérées réveillent les contractions intestinales, comme nous le verrons dans un instant à propos de la constipation. Les poussées diarrhéiques, les crises dysentériformes sont très atténuées et disparaissent.

Les eaux de Vichy sont depuis longtemps accusées de produire de la *constipation*; c'est en effet ce que l'on observe le plus ordinairement les premiers temps de la cure, et l'on doit fréquemment alors recourir aux laxatifs oux aux douches ascendantes. Cependant le traitement thermal, aidé de quelques autres moyens, peut vaincre la constipation, et améliorer certains malades. Les eaux froides de Vichy passent rapidement de l'estomac dans l'intestin, et réveillent les contractions péristaltiques; on sait que les alcalins, par action de contact, peuvent les provoquer (Nothnagel et Bardeleben); le chlorure de sodium contenu dans l'eau minérale joint à celui qui se forme par le passage du bicarbonate de soude dans l'estomac, a une action laxative; l'hydrogène sulfuré de la Grande Grille et de Chomel est également péristaltogène; enfin les eaux alcalines stimulent les sécrétions intestinales.

Toutes ces raisons font que l'eau de Vichy donnée à dose un peu forte et d'une façon suivie peut avoir quelque action sur cet état de l'intestin. Et en effet, nous avons vu de nombreux malades constipés à leur arrivée, principalement des femmes, avoir des selles quotidiennes spontanées les derniers jours de leur cure. Chez deux malades, dont une jeune femme, un besoin impérieux de se présenter à la garde-robes s'est fait sentir, plusieurs jours de suite, presque immédiatement après l'ingestion de deux ou trois doses d'eau de la Grande-Grille (90 gr. par dose).

. D'ailleurs cette action est aidée et favorisée par l'emploi de ressources adjuvantes très utiles, douches minérales ascendantes, chaudes ou froides, massage abdominal, hydrothérapie, douches en jet sur l'abdomen ; un régime alimentaire doit être également prescrit.

Les malades justiciables du traitement de Vichy sont souvent atteints d'*hémorroïdes* ; parfois leur turgescence est accrue pendant la cure, qui peut provoquer des douleurs violentes et des hémorrhagies ; on ordonne alors des bains de siège, des applications froides, des douches ascendantes très chaudes. Chez les constipés, les hémorrhoïdes seront améliorées avec la constipation.

Maladies du foie. — Les faits cliniques établissent une action élective toute particulière des eaux de Vichy sur les maladies du foie, non pas sur les lésions organiques, mais sur les troubles fonctionnels, et principalement sur les troubles circulatoires. Elles s'adressent d'une façon toute spéciale aux engorgements hépatiques. Durand-Fardel explique cette action par le fait que c'est le foie qui reçoit le plus directement et le plus rapidement les éléments apportés par l'eau minérale. Il est plus probable que les eaux, principalement de la Grande-Grille, provoquent une circulation hépatique plus active, et suppriment la stase sanguine, ramenant ainsi un fonctionnement vasculaire plus normal. Cette suractivité de la circulation du foie est démontrée par le fait de la production de congestions actives aiguës de cet organe sous l'influence des mêmes eaux.

Que la *congestion hépatique* soit active ou passive, qu'elle soit due à des troubles digestifs, à la répétition de troubles circulatoires abdominaux, à des affections des pays chauds, à la malaria, à des désordres circulatoires sous l'influence d'affections pulmonaires ou cardiaques, à des coliques hépatiques, etc., une amélioration sensible se montre dès les premiers jours de la cure ; les fonctions digestives sont meilleures, les douleurs au niveau du foie s'apaisent, le volume de l'organe diminue, la teinte subictérique s'efface, les urines sont plus claires. D'une façon générale, le traitement consiste en doses un peu fortes d'eaux chaudes, Grande-Grille (ou Chomel si on craint une excitation trop vive), et en douches générales ou parfois localisées sur l'hypocondre droit ; quelques bains, quelques douches ascendandes pourront être utiles. Mais s'il existe des lésions accentuées du cœur ou du poumon, le traitement sera plus réservé et plus prudent ; il est contre-indiqué s'il survient des complications, ascite, œdèmes. En dehors de ces cas, les effets immédiats sont remarquables, et si l'affection est peu ancienne, on peut obtenir à la fin de la cure la guérison à peu près certaine ; il faut noter d'ailleurs que cette action favorable continue à s'exercer après la fin du traitement, et que l'amélioration n'est pas, à ce moment, toute celle qu'on peut attendre des eaux. Dans les cas plus anciens et plus accentués, ce n'est qu'après deux ou trois cures que le foie parait revenir à son volume et à son état normal, et que la guérison est obtenue et assurée.

Le *catarrhe des voies biliaires*, l'*ictère catarrhal*, la *cholécystite* et l'*angiocholite* légères sont également susceptibles d'amélioration sous l'influence du traitement de Vichy, grâce à l'amélioration des troubles gastro-intestinaux, et à la régularisation et l'excitation de l'excrétion de la bile.

Dans les *cirrhoses hépatiques*, tout à fait au début, lorsque les lésions sont peu marquées, et consistent pour une grande partie en de la congestion, on peut obtenir une amélioration notable sous l'influence des eaux chaudes à hautes doses et d'un traitement externe approprié.

La cure de Vichy donne quelques résultats favorables au début de la *cirrhose atrophique :* amélioration des troubles digestifs, de l'état général, stimulation des fonctions et de la circulation hépatiques. Plus tard, à la période ascitique, les effets sons nuls ; quelques médecins ont constaté cependant la disparition d'une ascite peu abondante ; on pourra toutefois, soit avant, soit après la ponction, chercher à remonter l'état général, en stimulant les fonctions digestives et hépatiques, et en donnant un coup de fouet à l'organisme. Mais parfois cette tentative est contre-indiquée, surtout s'il y a d'autres accidents, hémorrhagies, œdèmes.

Dans la *cirrhose hypertrophique alcoolique*, dans la *cirrhose hypertrophique biliaire*, on peut obtenir au début une amélioration semblable, même une diminution notable du volume du foie et de la rate, une amélioration de l'état général ; mais le plus ordinairement, malgré les très fortes doses d'eaux minérales qui sont bien tolérées par ces malades (1.500 à 1.800 gr. par jour), les résultats sont à peu près nuls, surtout lorsque l'affection est bien établie.

Maladies de l'appareil urinaire. — Divers médecins auraient obtenu de bons résultats dans l'*albuminurie chronique* par la cure

alcaline : la quantité d'albumine diminue sans disparaître complètement, le taux de l'urée abaissé se relève, la sécrétion urinaire
augmente ainsi que la sécrétion de la sueur, favorisant l'élimination des déchets et des principes toxiques divers, éloignant dans
une certaine mesure les accidents urémiques ; en même temps l'état
général devient meilleur. Si la maladie est plutôt congestive
qu'organique, les résultats sont plus satisfaisants, les douleurs
lombaires, et mêmes les hémorrhagies disparaissent peu à peu.
D'une façon générale, les effets sont incertains et souvent nuls.

Aux cas de complications, d'œdèmes étendus, le traitement
thermal est sans effet, et souvent contre-indiqué ; du reste, si la
lésion rénale est très accusée, les alcalins sont difficilement éliminés, la cure est mal tolérée et peut provoquer des accidents. Nous avons déjà parlé de l'albuminurie diabétique et gout-
teuse.

La *congestion rénale* des arthritiques, goutteux, graveleux, est
susceptible d'amélioration par un traitement modéré et prudent.

Les inflammations de l'appareil excréteur de l'urine, le *catarrhe
vésical*, la *cystite chronique* peuvent être améliorés par le traitement hydro minéral; les eaux alcalines, principalement froides, à
doses moyennes et si l'on ne craint pas de provoquer une excitation sur ces organes, augmentent la diurèse, fluidifient et entraînent le mucus, améliorent l'état inflammatoire de la muqueuse ;
les bains tièdes prolongés facilitent la miction et contribuent à at-
ténuer la phlegmasie. S'il survient des accidents aigus, douleurs,
hématuries, fièvre, le traitement doit être suspendu.

Dans les *pyélites* et les *pyélonéphrites*, les eaux minérales alcalines peuvent être prescrites dans le but d'augmenter la diurèse.
Mais la réaction alcaline ou même neutre de l'urine favorise la
pullulation des bactéries pathogènes. Dans un cas que nous avons
eu à soigner, le résultat a été absolument nul.

Maladie des organes génitaux de la femme. — Elles ne sont que
faiblement influencées, sinon pas du tout, par le traitement thermal, qui toutefois dans ces cas a des effets heureux sur le rétablissement de la santé générale et l'amélioration de désordres secondaires, les troubles digestifs par exemple. On a cité cependant une
amélioration des phénomènes locaux et une diminution des symptômes douloureux, dans la *métrite chronique* et les *inflammations
chroniques de voisinage* sous l'influence du traitement externe :
bains prolongés (piscine), bains de baignoire avec spéculum de
bain, bains de siège, douches vaginales, douches périnéales, dou-

ches ascendantes rectales, toutes cés douches étant données avec de l'eau minérale; douches d'acide carbonique.

Le traitement hydro-minéral peut donner des résultats immédiats dans *l'aménorrhée*, la *dysménorrhée* ; fréquemment, en effet, au cours de la cure, les règles sont avancées ; en même temps le flux est plus abondant et plus facile.

Willemin avait noté sous l'influence de la cure de Vichy, aidée d'injections vaginales à l'eau alcaline, une modification de la sécrétion inflammatoire acide du vagin, qui devient alcaline, et par suite permet et favorise la fécondation.

Affections pulmonaires. — Certaines maladies qui se traduisent par un état catarrhal et congestif des muqueuses bronchiques sont susceptibles d'être améliorées par les eaux de Vichy. L'hydrogène sulfuré et l'acide carbonique s'éliminent en grande partie par la surface broncho-pulmonaire, et modifient les sécrétions. Le traitement consiste en ingestion d'eaux chargées d'H_2S (Puits Chomel), pulvérisation, humages, inhalations d'oxygène et d'acide carbonique.

S'il existe un état diathésique (arthritisme), les résultats seront meilleurs. Rappelons le cas de bronchite pseudo-membraneuse cité au début de ce chapitre.

Dans *l'asthme*, les inhalations d'acide carbonique, par leur action sédative et anesthésique, ont de bons effets au moment des crises ; la suffocation augmente d'abord, et rapidement le calme reparaît, l'accès s'arrête. Dans l'intervalle des accès, cette médication régulièrement suivie a l'avantage de les espacer et de diminuer leur intensité. Ces résultats ne sont que palliatifs, mais peuvent néanmoins se prolonger. Les meilleurs effets sont obtenus lorsque l'asthme s'accompagne d'une sécrétion catarrhale peu considérable.

Sciatique et névralgie. — L'installation de nombreuses ressources hydrothérapiques et adjuvantes à Vichy permet d'obtenir une guérison complète dans les cas légers, ou tout au moins une amélioration notable et une diminution des douleurs. Les douches à forte pression et très chaudes, les douches de vapeur, les bains thermo-résineux, les bains et douches d'acide carbonique, les massages sous l'eau chaude ou à sec, etc. pourront être mis en œuvre. On pourra ensuite combattre l'atrophie par l'électrisation, les massages, les bains sulfureux, la mécanothérapie.

Dans le diabète, ces affections s'améliorent en même temps que la maladie causale.

Affections cutanées. — Celles qui s'améliorent à Vichy sont principalement celles qui accompagnent les affections arthritiques, eczéma, furoncles des diabétiques, la rougeur habituelle de la peau chez les goutteux et les obèses, l'acné et la rougeur de la face après les repas chez les dyspeptiques. Les bains minéraux, les lotions à l'eau de la source Lucas sont le traitement indiqué.

Le prurit des ictériques est atténué par les bains minéraux chauds et prolongés, ou les douches minérales chaudes en pluie.

Les bains alcalins pourraient être prescrits également dans diverses affections squameuses de la peau.

CHAPITRE III

Conduite générale du traitement thermal.

Dans la cure de Vichy comme dans tout autre traitement, outre les indications tirées de la maladie et des propriétés thérapeutiques des eaux. il faut tenir compte du malade lui même, de son état général, de son mode de réaction, en un mot de toutes les conditions individuelles et personnelles. Aussi ce malade doit-il être régulièrement suivi pendant sa saison thermale ; il est en effet complétement irrationnel de formuler, dès son arrivée, comme cela se fait quelquefois, le traitement qu'il aura à suivre pendant toute la durée de son séjour. Bien que les eaux agissent silencieusement et ne permettent pas le plus souvent de faire espérer aux malades de brusques et rapides modifications dans leur état chronique, elles n'en ont pas moins une grande tendance à réveiller les manifestations aiguës des affections qui réclament leur emploi, et nécessitent par conséquent, une surveillance des effets du traitement et parfois une prudence qui permette d'éviter ces accidents.

La durée de la cure de Vichy est en moyenne de 20 à 25 jours ; elle est d'ailleurs variable avec les sujets et les maladies. Mais en général, vers le 25e ou 30e jour, certains malades ne boivent plus l'eau aussi facilement, éprouvent même une certaine répugnance. Il est préférable alors de cesser le traitement.

On vient à Vichy principalement pour boire les eaux : la boisson est la prescription par laquelle doit commencer toute ordonnance ; quelquefois même elle constitue tout le traitement.

Nous avons vu précédemment que les eaux de toutes les sources ont des indications générales semblables, des effets généraux analogues et une même action éloignée. On pourrait donc prescrire indifféremment l'une ou l'autre de ces sources. Mais nous avons noté aussi pour chaque source une sorte d'individualité dans la détermination de ses effets immédiats, individualité dépendant de certaines aptitudes spéciales à chacune d'elles, répondant aux indications diverses qui résultent de l'examen du malade, et s'adressant plutôt aux manifestations locales actuelles. Il y a donc lieu de faire un choix de la source ou des sources à prescrire, et pour cela le médecin se base sur les propriétés de chaque source que nous avons signalées au cours de ce travail. (Voir chapitre I, § I et II.)

Notons ici l'avantage des eaux chaudes, qui sont mieux et plus rapidement absorbées, et jouissent d'une action plus accentuée sur les états diathésiques soignés à Vichy.

Notons également l'avantage de l'ingestion aux sources mêmes des eaux douées encore de toutes leurs propriétés en quelque sorte vitales, dont l'importance est réelle.

Le plus ordinairement les eaux sont données dans le but d'obtenir leur action profonde, altérante, sur l'organisme. On doit les prescrire alors pures, comme un médicament, en dehors des repas, et à petites doses successives, de façon à faciliter l'absorption. Généralement les malades boivent à deux moments de la journée, principalement le matin à jeûn, et avant le repas du soir ; parfois aussi le soir un peu tard, avant le coucher. A chacun de ces moments, la quantité d'eau prescrite est bue dans l'espace de trois quarts d'heure à une heure, en deux, trois ou quatre doses fractionnées.

Au début, les doses sont peu considérables, pour tâter la tolérance et la réaction des malades et pour éviter des accidents ; progressivement elle sont augmentées, et atteignent après 6 ou 8 jours le chiffre moyen qui est de 600 à 700 grammes par jour. Chez certains malades (surtout diabète, cirrhose hypertrophique) les fortes doses sont bien tolérées, pouvant aller à 1400, 1600, ou même 1800 gr. par jour. On est loin encore des quantités énormes d'eaux que les malades absorbaient autrefois. A la fin de la cure, les doses trop élevées sont quelque peu réduites.

Les malades boivent aux mêmes sources pendant toute la cure, ou bien, pour diverses raisons, ils sont envoyés à d'autres buvettes, en même temps que les doses, l'heure de l'ingestion, etc., peuvent être également modifiées.

Lorsqu'il existe des indications particulières locales comme dans les maladies de l'estomac, l'action neutralisante et l'action analgésique des eaux de Vichy obligent à boire à divers autres moments, soit immédiatement avant ou après les repas, ou bien au cours de la digestion gastrique, au moment des douleurs.

Les eaux actives des principales sources de Vichy ne sont pas des eaux de table ; généralement elles ne sont pas prescrites aux repas. Quelquefois cependant, on permet les eaux faiblement actives de Mesdames ou de Lardy.

On se préoccupe moins aujourd'hui, qu'au temps de Mme de Sévigné, de la façon dont les eaux sont rendues. Il y a cependant un certain intérêt à ne pas négliger cette question, en raison de l'alcalinisation des urines, de l'emploi des eaux plus spécialement diurétiques ; de plus, l'élimination rénale des alcalins permettant la tolérance en cas de fortes doses ingérées, on doit surveiller les lésions prononcées des reins qui nuiraient à cette élimination.

La question du régime est importante dans les maladies soignées à Vichy, affections diathésiques, affections du tube digestif et du foie, ou autres. Il est rare que le médecin n'ait pas à donner quelques conseils à ce sujet ou à imposer un régime alimentaire déterminé. Sans envier le système des tables de régime des stations d'Allemagne et de Bohème, avec ses procédés qui s'adapteraient mal au caractère des Français, qu'il nous soit permis de regretter chez nous le fonctionnement des tables d'hôte, auxquelles les maîtres d'hôtel restent inflexiblement attachés. La question, d'ailleurs à l'étude pour les villes d'eaux françaises, pourrait être en partie résolue par l'adoption du service particulier à la carte par tables séparées.

Nous dirons un mot seulement du traitement externe, qui se fait ordinairement le matin ; l'après-midi est libre pour les promenades, les exercices en plein air, bicyclette, tennis, etc., pour les concerts. Si plusieurs pratiques externes sont prescrites, quelques-unes peuvent être réservées pour le soir, avant dîner.

Le médecin a le choix entre les nombreux procédés du traitement externe, dont nous avons parlé à diverses reprises au cours de ce travail, et qui sont employés à Vichy d'une façon très méthodique et très profitable aux malades. Le nouvel établissement de 1re classe, dont la construction va commencer sous peu, réunira d'après les dernières données de la science thermale et hydrothérapique, toutes les installations nécessaires au traitement de Vichy, et qui soient dignes de la principale station de France. La

Compagnie fermière a le devoir de créer là un établissement modèle.

Ainsi donc, grâce aux qualités thérapeutiques de premier ordre de ses eaux et à l'installation parfaite de toutes ses ressources adjuvantes, la station de Vichy est en état de répondre à de nombreuses indications, et de donner dans les diverses maladies énumérées précédemment, d'excellents résultats qui ne font que s'accentuer et se consolider par des cures successives.

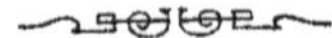

Lyon. — Imprimerie Emmanuel VITTE, rue de la Quarantaine, 18.

TABLE DES MATIÈRES